Enfermagem em Emergências Ortopédicas

SÉRIE ENFERMAGEM E SAÚDE

Enfermagem em Emergências Ortopédicas

Organizadora
Ana Cristina Mancussi e Faro
PROFESSORA LIVRE-DOCENTE DO DEPARTAMENTO
DE ENFERMAGEM MÉDICO-CIRÚRGICA DA ESCOLA
DE ENFERMAGEM DA UNIVERSIDADE DE SÃO PAULO

Copyright © Editora Manole Ltda., 2011, por meio de contrato com a autora.

Este livro contempla as regras do Acordo Ortográfico da Língua Portuguesa de 1990, que entrou em vigor no Brasil.

Capa Hélio de Almeida
Projeto gráfico Depto. editorial da Editora Manole
Editoração eletrônica Depto. editorial da Editora Manole
Ilustrações Mary Yamazaki Yorado

Dados Internacionais de Catalogação na Publicação (CIP)
(Câmara Brasileira do Livro, SP, Brasil)

Enfermagem em emergências ortopédicas / organizadora Ana Cristina Mancussi e Faro. -- Barueri, SP : Manole, 2011. -- (Série enfermagem e saúde)

Vários autores.
Bibliografia.
ISBN 978-85-204-3176-4

1. Enfermagem - Cuidados 2. Enfermagem em emergências 3. Enfermagem em ortopedia 4. Traumatologia I. Faro, Ana Cristina Mancussi e. II. Série.

10-10512 CDD-610.73677

Índices para catálogo sistemático:
1. Enfermagem em emergências : Ortopedia e traumatologia : Ciências médicas 610.73677
2. Ortopedia e traumatologia : Enfermagem em emergências : Ciências médicas 610.73677

Todos os direitos reservados.
Nenhuma parte deste livro poderá ser reproduzida, por qualquer processo, sem a permissão expressa dos editores. É proibida a reprodução por xerox.

A Editora Manole é filiada à ABDR – Associação Brasileira de Direitos Reprográficos.

1ª Edição – 2011

Editora Manole Ltda.
Av. Ceci, 672 – Tamboré
06460-120 – Barueri – SP – Brasil
Tel.: (11) 4196-6000 – Fax: (11) 4196-6021
www.manole.com.br
info@manole.com.br

Impresso no Brasil
Printed in Brazil

Conselho editorial

Profa. Dra. Ana Cristina Sá
DOCENTE DO CENTRO UNIVERSITÁRIO SÃO CAMILO

Profa. Dra. Diná de Almeida Lopes Monteiro da Cruz
PROFESSORA TITULAR DO DEPARTAMENTO DE ENFERMAGEM MÉDICO-CIRÚRGICA DA
ESCOLA DE ENFERMAGEM DA UNIVERSIDADE DE SÃO PAULO

Profa. Dra. Maria Itayra Coelho de Souza Padilha
PROFESSORA ASSOCIADA III DA UNIVERSIDADE FEDERAL DE SANTA CATARINA

Profa. Dra. Flávia Regina Souza Ramos
PROFESSORA ASSOCIADA III DA UNIVERSIDADE FEDERAL DE SANTA CATARINA

Profa. Dra. Isabel Cristina Kowal Olm Cunha
PROFESSORA ADJUNTA DO DEPARTAMENTO DE ENFERMAGEM DA UNIVERSIDADE FEDERAL
DE SÃO PAULO

Profa. Dra. Kátia Grillo Padilha
PROFESSORA TITULAR DO DEPARTAMENTO DE ENFERMAGEM MÉDICO-CIRÚRGICA
DA ESCOLA DE ENFERMAGEM DA UNIVERSIDADE DE SÃO PAULO

Ao meu filho Rafael, por ser quem ele é.
Com sua terna companhia, sempre
soube compreender e ser parceiro
na trajetória que construímos.

Ana Cristina

Sobre os autores

Alberto Tesconi Croci
Professor Livre-Docente da Faculdade de Medicina da Universidade de São Paulo. Diretor Técnico do Banco de Tecidos do Instituto de Ortopedia e Traumatologia do Hospital das Clínicas da Faculdade de Medicina da Universidade de São Paulo.

Ana Cristina Mancussi e Faro
Professora Livre-Docente do Departamento de Enfermagem Médico-Cirúrgica da Escola de Enfermagem da Universidade de São Paulo.

Ana Maria Calil Sallum
Especialista em UTI. Mestre e Doutora em Enfermagem na Saúde do Adulto pela Escola de Enfermagem da Universidade de São Paulo. Pós-Doutoranda pela Escola de Enfermagem da Universidade de São Paulo. Consultora do Hospital Sírio-Libanês.

Ana Maria Carlos
Diretora Técnica de Serviço, Responsável pela Unidade Infantil e Mista do Instituto de Ortopedia e Traumatologia do Hospital das Clínicas da Faculdade de Medicina da Universidade de São Paulo.

Arlete M. M. Giovani
Mestre em Ciências pela Faculdade de Medicina da Universidade de São Paulo. Diretora da Divisão de Enfermagem do Instituto de Ortopedia e Traumatologia do Hospital das Clínicas da Faculdade de Medicina da Universidade de São Paulo.

Carla Roberta Monteiro
Enfermeira da Unidade Neonatal do Hospital Universitário da Universidade de São Paulo. Doutoranda em Enfermagem na Saúde do Adulto pela Escola de Enfermagem da Universidade de São Paulo. Especialista em Enfermagem Ortopédica e Traumatológica.

César da Silva Leite
Mestre pela Escola de Enfermagem da Universidade de São Paulo. Enfermeiro Encarregado do Instituto de Ortopedia e Traumatologia do Hospital das Clínicas da Escola de Medicina da Universidade de São Paulo.

Cláudia Lysia de Oliveira Araújo
Professora das Faculdades Integradas Tereza D'Ávila. Doutoranda em Enfermagem na Saúde do Adulto pela Escola de Enfermagem da Universidade de São Paulo.

Graziela Guidoni Maragni
Enfermeira Encarregada do Instituto de Ortopedia e Traumatologia do Hospital das Clínicas da Faculdade de Medicina da Universidade de São Paulo.

Idalina Brasil Rocha da Silva
Enfermeira do Instituto de Ortopedia e Traumatologia do Hospital das Clínicas da Faculdade de Medicina da Universidade de São Paulo. Especialista em Ortopedia e Traumatologia.

Lisabelle Rossato
Professora Doutora do Departamento de Enfermagem Materno-Infantil da Escola de Enfermagem da Universidade de São Paulo.

Luciana Aparecida de Souza
Mestre em Ciências pela Escola de Enfermagem da Universidade de São Paulo.

Luciana Tokunaga Itami
Mestre em Enfermagem na Saúde do Adulto pela Escola de Enfermagem da Universidade de São Paulo. Enfermeira Assistencial em Unidade Médico-Cirúrgica do Hospital Santa Lucinda – Sorocaba (SP).

Luiz Augusto U. Santos
Mestre em Ciências pela Faculdade de Medicina da Universidade de São Paulo. Enfermeiro-Chefe do Instituto de Ortopedia e Traumatologia do Hospital das Clínicas da Faculdade de Medicina da Universidade de São Paulo. Capacitado em Banco de Tecidos pela International Atomic Energy Agency (IAEA).

Marisa Amaro Malvestio
Mestre e Doutora em Enfermagem na Saúde do Adulto pela Escola de Enfermagem da Universidade de São Paulo. Membro da Divisão de Pesquisa e Modernização do Serviço de Atendimento Móvel de Urgência (SAMU) de São Paulo.

Thaís Q. Santolim
Enfermeira e Assistente da Divisão de Enfermagem do Instituto de Ortopedia e Traumatologia do Hospital das Clínicas da Faculdade de Medicina da Universidade de São Paulo.

Valterli Conceição Sanches Gonçalves
Professora das Disciplinas Curriculares Enfermagem em Emergência e Enfermagem em Cuidados Intensivos da Escola Paulista de Enfermagem da Universidade Federal de São Paulo.

Sumário

Apresentação.. XV
Prefácio.. XVII
Prefácio.. XX

1 Epidemiologia do trauma ortopédico:
  causas externas na criança, no adulto e no idoso..................... 1
  Marisa Amaro Malvestio

2 Assistência de enfermagem às vítimas com fraturas.................. 25
  Valterli Conceição Sanches Gonçalves

3 Afecções ortopédicas no período neonatal........................... 63
  Carla Roberta Monteiro

4 Assistência de enfermagem à criança com afecções
  ortopédicas traumáticas.. 77
  Arlete M. M. Giovani, Ana Maria Carlos, Luiz Augusto U. Santos,
  Graziela Guidoni Maragni, Thaís Q. Santolim

5 Dor musculoesquelética na criança e no adulto..................... 116
  Ana Maria Calil Sallum, Lisabelle Rossato

XIV ENFERMAGEM EM EMERGÊNCIAS ORTOPÉDICAS

6 O paciente com aparelho gessado............................. 143
Idalina Brasil Rocha da Silva, Ana Cristina Mancussi e Faro

7 O enfermeiro na assistência ao paciente em avaliação por imagens 153
Ana Cristina Mancussi e Faro, Cláudia Lysia de Oliveira Araújo

8 O paciente em tração....................................... 176
Idalina Brasil Rocha da Silva, Ana Cristina Mancussi e Faro

9 O paciente submetido a artroplastia de joelho 193
Luciana Aparecida de Souza

10 O paciente submetido a artroplastia de quadril..................... 207
César da Silva Leite

11 O paciente com fixador externo............................... 217
Luciana Tokunaga Itami

12 Atuação da equipe de enfermagem no banco de tecidos
musculoesqueléticos – da captação ao uso clínico.................. 226
Luiz Augusto U. Santos, Arlete M.M. Giovani, Graziela Guidoni Maragni,
Thaís Q. Santolim, Alberto Tesconi Croci

13 O enfermeiro na reabilitação pós-trauma ortopédico................. 264
Luciana Aparecida de Souza, Ana Cristina Mancussi e Faro

Índice remissivo... 277

Apresentação

Recém-formada, iniciei minha vida profissional em 20 de janeiro de 1984, como enfermeira, no Pronto-Socorro de Traumatologia (PST) do Instituto de Ortopedia e Traumatologia do Hospital das Clínicas da Faculdade de Medicina da Universidade de São Paulo (IOT-HCFMUSP), onde aprendi muito.

Um serviço de emergência especializado em trauma ortopédico deveria receber profissionais que, em sua formação inicial nos cursos de graduação, tivessem aprendido noções básicas para fornecer assistência às vítimas de trauma ortopédico.

Atualmente, os estudantes de Enfermagem estão mais próximos dessa realidade, mas ainda há muito que fazer na formação inicial do enfermeiro para aproximá-lo, cada vez mais, da realidade sobre o trauma ortopédico nos grandes centros urbanos.

Como docente e pesquisadora, exponho aos alunos números catastróficos sobre acidentes e violências nas metrópoles e as graves consequências que eles geram às vítimas e seus familiares. Dos índices de mortalidade, as causas externas ocupam o terceiro lugar e, também, geram incapacidades e deficiências em indivíduos com necessidades por assistência em reabilitação.

Sabe-se, também, que quanto mais precoce a inserção dessas pessoas com mobilidade e locomoção reduzidas, incapacitadas temporariamente ou definitivamente, maiores serão os ganhos funcionais para o melhor desempenho das atividades de vida diária, minimizando os déficits de autocuidado e promovendo a reintegração familiar e social.

Assim, resolvi desenvolver o livro *Enfermagem em Emergências Ortopédicas* para a Série Enfermagem e Saúde, voltada para especialidades, por acreditar que a educação inicial e continuada na Enfermagem transforma a prática clínica e a inserção do enfermeiro no mercado de trabalho, principalmente na urgência, emergência e reabilitação.

Os colaboradores desta obra são profissionais gabaritados, especializados, profundos conhecedores da prática clínica e do ensino. Tiveram liberdade para abordar temas gerais e específicos, da epidemiologia do trauma aos cuidados na atenção especializada.

Agradeço pela oportunidade, confiança e colaboração de todos que, direta e indiretamente, trabalharam com dinamismo e respeito ao buscar a excelência para a assistência especializada em Enfermagem.

Acredito que esta obra possa contribuir para a melhor formação do enfermeiro e espero que se transforme em distinta referência no âmbito da prática clínica especializada de Enfermagem.

Ana Cristina Mancussi e Faro

Prefácio

Esta obra, em seu conjunto, atende a uma necessidade percebida no cotidiano dos enfermeiros que buscam fundamentar suas ações e desenvolver novos conhecimentos em sua prática assistencial em situações de emergência ortopédica.

A iniciativa pioneira da Editora Manole mostra a sua preocupação em, além de contribuir para a melhoria da qualidade de ensino de graduação com a Série Enfermagem, fortalecer o cenário da assistência de enfermagem no contexto brasileiro de saúde e divulgar práticas atualizadas e definidas como "boas práticas".

Divulgar conhecimentos e experiências em contextos específicos de enfermagem, respondendo às necessidades dos profissionais da área, em âmbitos assistenciais individuais e coletivos nos diferentes espaços de atuação do enfermeiro, é o objetivo desta Série Enfermagem e Saúde.

Assim, foram convidados, para esta primeira obra, profissionais de diferentes áreas com expressiva experiência na área de atendimento às emergências ortopédicas, visando à configuração da prática assistencial da Enfermagem neste cenário.

A primorosa apresentação dos capítulos desta obra, incluindo os aspectos epidemiológicos e os diferentes agravos, afecções e tratamentos nas diferentes fases do ciclo vital, proporciona uma abrangente visão dos processos assistenciais a serem utilizados e desenvolvidos pelo enfermeiro em seu cotidiano "emergencial".

Esta obra atende não apenas às expectativas dos enfermeiros da área da Ortopedia, mas também pode proporcionar condições favoráveis para o desenvolvimento de novos processos e estratégias assistenciais inovadoras, adequadas e adaptadas aos cenários regionais e locais.

A experiência acadêmica dos autores, associada à iniciativa da Editora Manole em investir na sedimentação e divulgação dos conhecimentos específicos dos processos de cuidar em emergências ortopédicas, certamente produzirá um importante salto qualitativo nos serviços de emergência hospitalar.

Enfermagem em Emergências Ortopédicas constitui o primeiro volume da Série Enfermagem e Saúde a ser oferecido aos profissionais que atuam na área, bem como para os alunos dos cursos de pós-graduação na área da enfermagem ortopédica.

O conteúdo dos capítulos em sua essência, abrangência e atualização propicia aos leitores, profissionais e alunos de pós-graduação, uma oportunidade de identificar os componentes cognitivos principais da enfermagem em situações de emergência ortopédica, e os modos formais de incorporação desses conteúdos nas ações cuidativas do cotidiano dos enfermeiros.

Resultado do trabalho de renomados profissionais da área no cenário brasileiro, esta obra com certeza irá orientar os estudos dos pós-graduandos e as ações dos profissionais da área nas diferentes regiões brasileiras, constituindo a "base" das "boas práticas" no cenário da atenção ao "ser humano" em situação de emergência ortopédica.

A todos os parceiros desta grande realização o nosso muito obrigado!

Profa. Dra. Tamara Iwanow Cianciarullo
COORDENADORA DA SÉRIE
PROFESSORA TITULAR E DIRETORA DA
ESCOLA DE ENFERMAGEM DA USP (1992-1995)
PROFESSORA TITULAR DA UNIVERSIDADE
FEDERAL DE SANTA CATARINA (1997-2002)
PROFESSORA TITULAR DO PROGRAMA DE MESTRADO
ACADÊMICO DA UNIVERSIDADE GUARULHOS (2003-2009)
PESQUISADORA DA UNIVERSIDADE DE MOGI DAS CRUZES

Prefácio

É com grande satisfação que apresento o livro *Enfermagem em Emergências Ortopédicas*, organizado pela Professora Doutora Ana Cristina Mancussi e Faro.

Trata-se de uma obra completa, que atende aos profissionais de diversas áreas da saúde, não só da Enfermagem, e abrange a alta complexidade do atendimento em Ortopedia e Traumatologia.

Aqui estão reunidos, em brilhante parceria intelectual, especialistas renomados, que abordam o assunto com ênfase nas especialidades de cada tema. Devido ao seu conteúdo específico, esta obra pode ser indicada como uma das referências básicas na área, tanto para apoiar o ensino na especialidade como para orientar a prática dos profissionais comprometidos com a melhoria da assistência prestada.

Acompanhar a confecção desta obra, mesmo que a distância, é saber que aos poucos vamos conseguindo desenvolver profissionais que estão contribuindo para a transformação da realidade.

Esperamos que o conteúdo desta obra contribua para gerar novos conhecimentos e despertar reflexões que conduzam a mudanças no dia a dia do cuidado especializado de nossos pacientes.

Congratulo os autores, agradecendo-os e desejando-lhes o sucesso merecido dos vencedores.

Ivany Aparecida Nunes
MESTRE EM ENFERMAGEM NA SAÚDE DO ADULTO PELA
ESCOLA DE ENFERMAGEM DA UNIVERSIDADE DE SÃO PAULO
ASSISTENTE TÉCNICA DE SAÚDE DO INSTITUTO DE ORTOPEDIA E
TRAUMATOLOGIA DO HOSPITAL DAS CLÍNICAS DA FACULDADE
DE MEDICINA DA UNIVERSIDADE DE SÃO PAULO

Epidemiologia do trauma ortopédico: causas externas na criança, no adulto e no idoso

Marisa Amaro Malvestio

Palavras-chave Epidemiologia; causas externas.

Estrutura dos tópicos Introdução. Crianças. Adolescentes. Adultos. Idosos. Considerações finais. Referências bibliográficas.

INTRODUÇÃO

Os dados sistematizados sobre mortalidade são recentes no Brasil e remontam à criação do Sistema de Informações sobre Mortalidade (SIM) em 1976, a partir da implementação de um modelo padronizado de declaração de óbito. Ainda assim, estima-se que exista um sub-registro de óbitos principalmente nas regiões Norte e Nordeste. As informações sobre os óbitos ocorridos no país desde então estão disponíveis no endereço http://www.tabnet.datasus.gov.br, e os dados completos mais recentes se referem ao ano de 2007 (Figura 1)[1,2].

Os dados sistematizados sobre as internações hospitalares em nosso país compõem o chamado "Sistema de Informações Hospitalares do Sistema Único de Saúde – SIH-SUS" e se baseiam na "Autorização de Internação Hospitalar – AIH", que contém dados sobre as internações pagas pelo sistema público de saúde. Ressalta-se a limitação desses registros quanto à abrangência e qualidade dos dados, uma vez que eles representam cerca de 80% dos registros de internações do país e estão sujeitos a fraude por interesses econômicos. Atualmente, os dados completos mais recentes se referem ao ano de 2007 (Figura 1) [1,2].

A décima revisão da Classificação Internacional de Doenças (CID-10), em seu capítulo denominado "Causas Externas", classifica e ordena as violências e acidentes além das sequelas decorrentes dessas ocorrências[3].

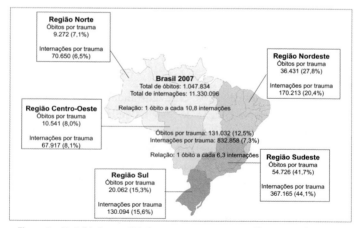

Figura 1 Mortalidade e morbidade por causas externas nas diferentes regiões. Brasil, 2007[2].

No Brasil, do total de óbitos por trauma no ano de 2007, observou-se a seguinte distribuição segundo a faixa etária: crianças: 4.362 (3,3%); adolescentes: 16.064 (12,2%); adultos: 89.660 (68,4%); idosos: 18.946 (14,4%); e sem informação: 1.990 (1,5%). A Figura 2 apresenta a distribuição dos óbitos por trauma, segundo a faixa etária e as diferentes regiões do país[2].

A análise das internações por causas externas em 2007, segundo a faixa etária das vítimas, permite a observação da variação do tempo médio de permanência, da taxa de mortalidade e dos valores médios pagos por AIH (Tabela 1). Os adultos entre 20 e 59 anos responderam pelo maior percentual de internações com taxa de mortalidade entre 2,37 e 3,32. No entanto, é nos idosos que encontram-se as maiores taxas de mortalidade e médias de internação, o que versa com maiores custos[2].

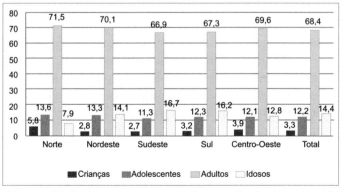

Figura 2 Mortalidade por causas externas nas diferentes regiões do país segundo a faixa etária (%). Brasil, 2007[2].

Tabela 1 Morbidade por causas externas segundo a faixa etária. Brasil, 2007[2]

Faixa etária	Total de internações N	%	Tempo médio de permanência*	Taxa de mortalidade hospitalar	Valor médio de AIH paga**
Menor de 1 ano	6.008	0,7	5,0	2,76	732,29
1 a 4 anos	33.221	4,0	3,7	0,76	487,89
5 a 9 anos	57.092	6,9	3,2	0,49	466,66
10 a 14 anos	57.146	6,9	3,4	0,68	503,88
15 a 19 anos	68.315	8,2	4,6	2,07	741,22
20 a 29 anos	169.686	20,3	4,9	2,37	797,15
30 a 39 anos	129.175	15,5	5,1	2,43	760,51
40 a 49 anos	108.280	13,0	5,5	2,81	784,19
50 a 59 anos	78.697	9,5	5,8	3,32	853,26
60 a 69 anos	52.445	6,3	6,2	4,37	1.008,68
70 a 79 anos	41.607	5,0	6,8	6,00	1.233,83
80 ou mais	31.186	3,7	7,3	8,22	1.366,41
Total	832.858	100	5,1	2,72	791,78

* Em dias ** Em R$

As lesões musculoesqueléticas de extremidades, embora frequentes no trauma (78 a 85% das lesões), raramente apresentam risco de vida imediato, com exceção das fraturas de diáfise femoral e pélvica. Ainda assim, levam a uma parcela considerável de sequelas funcionais, colaborando para o aumento dos problemas socioeconômicos provocados pelo trauma[4].

CRIANÇAS

O IBGE considera a infância o período cronologicamente estabelecido entre o nascimento e os 9 anos, sendo esse período subdividido em primeiro ano de vida (menores de 1 ano), fase pré-escolar (de 1 a 4 anos) e fase escolar (de 5 a 9 anos)[5].

O conceito errôneo dos acidentes como eventos inesperados e imprevistos impede seu controle nessa e em qualquer outra faixa etária. Nas crianças, chegam a ser considerados normais, dentro do processo de desenvolvimento. Acidentes possuem causa, origem e determinantes epidemiológicos como qualquer outra doença e, em consequência, podem ser evitados e controlados, se reconhecidos quanto à sua epidemiologia[6,7].

Na análise da ocorrência de traumas na infância, é essencial reconhecer que a idade e o estágio de desenvolvimento físico e psíquico das crianças são fatores de enorme influência. Conforme a criança se desenvolve, ela apresenta novas capacidades e interage diferentemente com o meio, gerando riscos variados para a ocorrência de acidentes não intencionais[6].

Sabe-se que a criança apresenta interesse em explorar situações novas para as quais nem sempre está preparada, o que favorece a ocorrência de acidentes. Esse preparo diz respeito à imaturidade ou falta de reconhecimento dos riscos que cercam o ambiente. Por exemplo, na idade escolar, a criança ainda não lida bem com coisas concretas e não é capaz de fazer julgamentos precisos sobre velocidade e distância; além disso, seu comportamento é fortemente influenciado por amigos, gerando atitudes de desafio às regras. Atropelamentos e quedas de bicicletas ou de lugares altos são frequentes nessa faixa etária[6].

As crianças e os adolescentes sofrem lesões não intencionais geralmente em razão da ausência de um ambiente protetor que envolve desde uma legislação efetiva voltada para a segurança até o envolvimento da comunidade em ações de controle de acidentes e violências[6].

No Brasil, em 2007, as doenças do período perinatal (58,9%) e as malformações congênitas (17,2%) foram as maiores causas de mortalidade em menores de 1 ano, seguidas das doenças infecciosas e parasitárias. Nesse grupo, as causas externas se apresentaram como a quinta causa com 4% dos óbitos[2].

No grupo de crianças maiores de 1 ano, em 2007, as causas externas compuseram a primeira causa de morte (27,1 %), seguidas das doenças do aparelho respiratório (13%) e das doenças infecciosas e parasitárias (11,7%). Esse padrão pode ser observado em outros países e pode ser atribuído às questões relativas ao desenvolvimento infantil, como já comentado[6,8].

A Tabela 2 apresenta a distribuição da mortalidade na infância, segundo a causa externa, em 2007.

Tabela 2 Mortalidade por causas externas em crianças. Brasil, 2007[2]

Causa externa	Menor de 1 ano N	%	1 a 4 anos N	%	5 a 9 anos N	%	Total N	%
Acidentes de transporte[1]	105	10,9	488	27,9	726	44,2	1.319	30,2
Atropelamento[2]	20	19,0	233	47,7	364	50,1	617	46,8
Ocupante de moto[3]	5	4,7	9	1,8	13	1,8	27	2,0
Ocupante de automóvel[4]	39	37,1	109	22,3	129	17,8	277	21,0
Ocupante de bicicleta[5]	3	2,9	3	0,6	51	7,0	57	4,3
Outros ac. de transporte	38	36,2	134	27,4	169	23,3	341	25,9
Quedas[6]	35	3,6	92	5,2	60	3,7	187	4,3
Outras causas externas acidentais[7]	606	62,5	933	53,3	626	38,1	2.165	49,6
Agressões e homicídios[8]	77	8,0	95	5,4	127	7,7	299	6,9

Outras causas externas[9]	146	15,0	143	8,2	103	6,3	392	9,0
Total	969	100	1.751	100	1.642	100	4.362	100

Códigos CID 10: 1. V01 a V99; 2. V01-V09; 3. V20-V29; 4. V40-V49; 5. V10-V19; 6. W00-W19; 7. W19-X59; 8. X85-Y09; 9. X60-X84 e Y10-Y98.

Dentre as "outras causas externas" mencionadas, destaca-se o "afogamento", com 883 casos (20,2%) e alta frequência na faixa entre 1 e 4 anos (26,8%).

A Tabela 3 apresenta a distribuição das internações por causas externas em crianças. Para cada morte em crianças, houve 22,1 internações por causa externa em 2007.

Tabela 3 Internações por causas externas em crianças. Brasil, 2007[2]

Causa externa	Menor de 1 ano N	%	1 a 4 anos N	%	5 a 9 anos N	%	Total N	%
Acidentes de transporte[1]	409	6,8	2.557	7,7	6.043	10,6	9.009	9,3
Quedas[2]	2.511	41,8	13.863	41,7	29.293	51,3	45.667	47,4
Agressões[3]	243	4,0	798	2,4	1.319	2,3	2.360	2,5
Outras causas externas	2.845	47,3	16.003	48,1	20.437	35,7	39.285	40,8
Total	6.008	100	33.221	100	57.092	100	96.321	100

Códigos CID 10: 1. V01 a V99; 2. W00-W19; 3. X85-Y09.

Em 2007, enquanto as quedas formaram o grupo de maior impacto nas internações, foram os acidentes de trânsito que causaram o maior porcentual de óbitos, representados principalmente pelos atropelamentos.

Um estudo epidemiológico dos traumas infantojuvenis atendidos em um hospital especializado em ortopedia de São Paulo revelou que o gênero masculino (54%) foi predominante. Estudantes formaram 72,3% da amostra e, do total, 45% dos acidentes ocorreram em casa e 29% na escola. Nas escolas, as quedas foram o mecanismo mais comum (64%), porém as agressões alcançaram 11%. No domicílio, 7% dos casos foram decorrentes de violência e, nos lactentes até 2 anos, as agressões alcançaram 8%. Na escola, o trauma esportivo foi o mais comum (26%). Lesões nas extremidades distais dos membros superiores e inferiores foram as mais descritas (54%), o que é compatível com uma atitude de defesa contra queda ou agressão. Apenas 3% da amostra foi internada para procedimentos cirúrgicos eletivos ou de emergência (0,3%). Nesse estudo, com o aumento da idade, ocorreu diminuição da importância do trauma domiciliar, enquanto o ambiente escolar ganhou maior destaque[7].

Centros de trauma internacionais também revelam a alta incidência de trauma ortopédico em extremidades distais decorrentes de eventos domiciliares, porém com predominância das extremidades inferiores. Em outros países, os acidentes de trânsito têm sido a principal causa de internação. A natureza exploratória do desenvolvimento infantil e a falta de supervisão, de um ambiente seguro e de espaços para lazer podem explicar a ocorrência nesse grupo[7].

Considerando o diagnóstico primário de lesão em uma população infantojuvenil de politraumatizados atendidos em um hospital terciário, pesquisadores nacionais revelaram que a fratura supracondilar de úmero (20,9%) foi mais frequente que o TCE (18,7%) e as fraturas diafisárias de fêmur (13,7), revelando novamente um achado controverso com a literatura internacional sobre o tema, diante da predominância do envolvimento da extremidade superior. Ressalta-se a predominância de quedas na amostra (36%). Ainda assim, as vítimas de TCE e de fraturas de fêmur foram aquelas que necessitaram de maior tempo de internação e geraram maiores custos. Do total de pacientes estudados, 25,8% tinham lesões associadas em diferentes segmentos corpóreos. Nesse estudo, o gênero masculino predominou. Do total de cinco óbitos na amostra estudada, duas foram consideradas decorrentes de maus-tratos[8].

A violência contra a criança é um problema social grave que atinge todos os grupos socioeconômicos e étnicos[6].

O tipo mais frequente de maus-tratos contra a criança ou adolescente é a violência doméstica, que costuma prolongar-se, uma vez que a família tende a acobertar o ato por cumplicidade ou medo do abusador[8].

O abuso físico contra a criança ou adolescente, por parte dos responsáveis ou cuidadores, é usado de forma intencional e tem como objetivo lesar, ferir ou destruir a vítima com o intuito de obter disciplina e obediência, variando de beliscões e tapas até espancamentos que conduzem à morte. Na maioria das vezes, esse tipo de violência deixa marcas, sendo, portanto, o de maior visibilidade e de mais fácil diagnóstico[9].

No Brasil, o Estatuto da Criança e do Adolescente (ECA) tornou compulsória a notificação de casos suspeitos ou confirmados de maus-tratos contra crianças e adolescentes atendidos no sistema público de saúde ou em consultórios particulares. Apesar dessa obrigatoriedade, a subnotificação da violência é uma realidade no Brasil, onde estima-se que, para cada caso notificado, 10 a 20 deixam de ser informados. Um dos problemas para a subnotificação é o fato de os profissionais de saúde terem dificuldade para identificar os casos, por falta de informações básicas que permitam o diagnóstico[9].

Deve-se suspeitar desse diagnóstico em todos os casos de politraumatismo em crianças com baixa idade, caso não haja uma explicação plausível e óbvia para as lesões. O diagnóstico deve ser baseado em aspectos clínicos e radiológicos[6,9].

As lesões osteoarticulares comumente provocadas por maus-tratos são: fratura de perna em crianças com idade inferior a 1 ano, que podem se apresentar em vários estágios de cicatrização ou cura, fratura de ossos longos por torcedura ou fracionamento, separação de osso e ligamentos, fratura em espiral e articulações edemaciadas ou enrijecidas por forças de tração diante da forma inadequada de condução da criança (p. ex., na elevação abrupta pelos braços)[8,9].

As lesões traumáticas que acometem exclusivamente o sistema musculoesquelético raramente determinam risco à vida, mas podem determinar perdas funcionais importantes[4]. Na população pediátrica politraumatizada, as lesões ósseas podem alcançar 10 a 25% de todas as lesões. Estatisticamente, para cada criança que morre por trauma, quatro ficam com sequelas permanentes[7,8]. No entanto, há escassez de estudos no âmbito do trauma na criança[8].

ADOLESCENTES

A OMS considera a adolescência o período cronologicamente estabelecido entre a infância e a idade adulta, concentrando-se na faixa de 10 a 19 anos. É considerada a "primeira adolescência" o grupo de 10 a 15 anos e "adolescentes jovens" o grupo etário de 15 a 19 anos[6].

É uma faixa etária vulnerável a situações de risco, em razão do processo de desenvolvimento e transformação corporal e das características psicológicas e de contextualização social com formação de grupos de identidade e atitudes contestatórias e de afastamento da família e dos valores dos adultos[10].

No Brasil, em 2007, as causas externas compuseram a primeira causa de morte nos adolescentes (69,9%), seguidas das neoplasias (6,9%) e doenças do sistema nervoso (4,2%). Na faixa etária de 15 a 19 anos, o percentual de mortalidade por trauma chegou a 72,2%, enquanto na faixa de 10 a 14 anos foi de 44,4%.

A mortalidade por causas externas nessa faixa etária é alta e preocupante e tem se mantido constante desde o ano de 2000 (Figura 3).

Um estudo realizado na cidade de São Paulo a partir dos óbitos por causa externa em jovens de 10 a 19 anos no período de 2000 a 2004 revelou que o perfil dos adolescentes mortos correspondia a uma maioria do sexo masculino (89,1%), entre 15 e 19 anos (92,1%), negro ou pardo e residente em áreas de maior exclusão social da cidade. A causa específica de óbito mais frequente nesse estudo foi o homicídio (83,6%)[10].

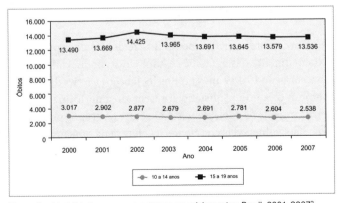

Figura 3   Mortalidade por causas externas em adolescentes. Brasil, 2001-2007[2].

As Tabelas 4 e 5 apresentam dados relativos à morbimortalidade por causa externa em adolescentes, segundo as causas mais comuns em 2007. Para cada morte na adolescência, houve 7,8 internações por causa externa em 2007.

Tabela 4 Mortalidade por causas externas em adolescentes. Brasil, 2007[2]

Causa externa	10 a 14 anos N	%	15 a 19 anos N	%	Total N	%
Acidentes de transporte[1]	875	34,5	3.277	24,2	4.152	25,8
Atropelamento[2]	317	36,2	510	15,6	827	19,9
Ocupante de moto[3]	58	6,6	1.119	34,1	1.177	28,3
Ocupante de automóvel[4]	174	19,9	645	19,7	819	19,8
Ocupante de bicicleta[5]	76	8,7	152	4,6	228	5,5
Outros ac. de transporte	250	28,6	851	26,0	1.101	26,5
Quedas[6]	67	2,6	121	0,9	188	1,2
Outras causas externas acidentais[7]	705	27,8	1.203	8,9	1.908	11,9
Agressões e homicídios[8]	579	22,8	7.288	53,8	7.867	48,9
Outras causas externas[9]	312	12,3	1.647	12,2	1.959	12,2
Total	2.538	100	13.536	100	16.074	100

Códigos CID 10: 1. V01 a V99; 2. V01-V09; 3. V20-V29; 4. V40-V49; 5. V10-V19; 6. W00-W19; 7. W19-X59; 8. X85-Y09; 9. X60-X84 e Y10-Y98.

É crescente o envolvimento dos acidentes de transporte e principalmente das agressões e homicídios na mortalidade da faixa etária de 15 a 19 anos no Brasil (Tabela 4). Esses dados corroboram o estudo paulistano apresentado anteriormente e demonstram que os adolescentes estão entre os grupos populacionais mais vulneráveis aos efeitos da cultura da violência[10].

Dentre as "outras causas externas" mencionadas, destaca-se novamente o "afogamento" com 1.291 casos (8%), com uma alta frequência entre 15 e 19 anos, com 792 casos (5,8%) nessa faixa.

Tabela 5 Internações por causas externas em adolescentes. Brasil 2007[2]

Causa externa	10 a 14 anos N	%	15 a 19 anos N	%	Total N	%
Acidentes de transporte[1]	6.789	11,9	13.455	19,7	20.244	16,1
Quedas[2]	27.788	48,6	23.747	34,8	51.535	41,1
Agressões[3]	1.731	3,0	5.300	7,7	7.031	5,6
Outras causas externas	20.838	36,5	25.813	37,8	46.651	37,2
Total	57.146	100	68.315	100	125.461	100

Códigos CID 10: 1.V01 a V99; 2. W00-W19; 3. X85-Y09.

Ressaltam-se dois aspectos quanto à violência contra o jovem: 1. Há formas de violência quase invisíveis, como a violência doméstica, que democraticamente está distribuída entre todas as classes sociais. 2. O Estatuto da Criança e do Adolescente (ECA) tornou compulsória a notificação de casos suspeitos ou confirmados de maus-tratos contra crianças e adolescentes atendidos no sistema público de saúde ou em consultórios particulares[10].

ADULTOS

Considera-se adulto o indivíduo com idade entre 20 e 59 anos[5]. No Brasil, em 2007, dentre todas as causas de morte em adultos, as causas externas compuseram a primeira causa com 89.660 mortes (26,9%), seguidas das doenças do aparelho circulatório (20,8%) e das neoplasias (15,9%).

Dentre todas as vítimas de trauma, de qualquer faixa etária, os adultos responderam com 68,4% dos óbitos, sem muitas variações nas diferentes regiões do país (Figura 2)[2].

Considerando-se as diferentes faixas de idade dentro do grupo de adultos, apresenta-se a Figura 4. Os adultos de 20 a 29 anos foram os mais atingidos pelas causas externas, mas consideran-

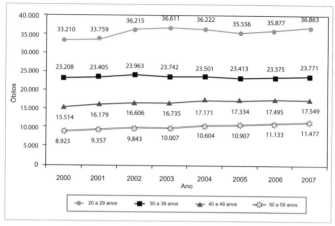

Figura 4 Mortalidade por causas externas em adultos. Brasil, 2001-2007[2].

do-se a faixa de 20 a 39 anos, concentram-se 67,6% dos óbitos por trauma nos adultos.

As Tabelas 6 e 7 apresentam dados relativos à morbimortalidade por causa externa em adultos, segundo as causas mais comuns, em 2007. Para cada morte, houve 5,4 internações por causa externa em 2007 nessa faixa etária.

Dentre as "outras causas externas acidentais", tem-se como causa isolada percentualmente importante os afogamentos, que em adultos alcançaram 3.368 casos (3,7%), sendo os indivíduos de 20 a 29 anos os mais atingidos (1.192 vítimas).

Dentre as "outras causas externas" da Tabela 4, têm-se como causas isoladas percentualmente importantes:

- as "lesões provocadas voluntariamente", que somaram 6.828 casos (7,6%), conferindo a esse tipo de violência o segundo lugar dentre as causas isoladas de óbitos nessa faixa. Do total dos óbitos por essa causa, 4.689 (68,6%) ocorreram na faixa de 30 a 59 anos;

Tabela 6 Mortalidade por causas externas em adultos. Brasil, 2007[2]

Causa externa	20 a 29 anos N	%	30 a 39 anos N	%	40 a 49 anos N	%	50 a 59 anos N	%	Total N	%
Ac. de transporte[1]	10.293	27,9	7.220	30,4	5.940	33,8	4.166	36,3	27.619	30,8
Atropelamento[2]	1.294	12,6	1.425	19,7	1.489	25,1	1.360	32,6	5.568	20,2
Oc. de moto[3]	3.512	34,1	1.689	23,4	1.005	16,9	419	10,2	6.625	24,0
Oc. de automóvel[4]	2.227	21,6	1.579	21,9	1.365	23,0	861	20,6	6.032	21,8
Oc. de bicicleta[5]	303	2,9	289	4,0	275	4,6	248	5,9	1.115	4,0
Outros ac. de transporte	2.957	28,8	2.238	31,0	1.806	30,4	1.278	30,7	8.279	30,0
Quedas[6]	416	1,1	658	2,7	926	5,4	966	8,4	2.966	3,3
Outras causas externas acidentais[7]	2.556	7,0	2.094	8,8	1.970	11,2	1.341	11,7	7.961	8,9
Agressões e homicídios[8]	18.814	51,0	10.153	42,7	5.341	30,4	2.513	21,9	36.821	41,1
Outras causas externas[9]	4.784	13,0	3.646	15,4	3.372	19,2	2.491	21,7	14.293	15,9
Total	36.863	100	23.771	100	17.549	100	11.477	100	89.660	100

Códigos CID 10: 1.V01 a V99; 2. V01-V09; 3. V20-V29; 4. V40-V49; 5. V10-V19; 6. W00-W19; 7. W19-X59; 8. X85-Y09; 9. X60-X84 e Y10-Y98.

Tabela 7 Internações por causas externas em adultos. Brasil, 2007[2]

Causa externa	20 a 29 anos	30 a 39 anos	40 a 49 anos	50 a 59 anos	Total
Ac. de transporte[1]	36.794	22.139	15.659	9.262	83.854
Quedas[2]	54.948	47.329	43.885	35.726	181.888
Agressões[3]	13.954	8.685	5.825	3.037	31.501
Outras causas	63.990	51.022	42.911	30.672	188.595
Total	169.686	129.175	108.280	78.697	485.838

Códigos CID 10: 1.V01 a V99; 2. W00-129.175W19; 3. X85-Y09.

- as "intervenções legais", que somaram 6.672 casos (7,4%) do total de óbitos na faixa, com porcentual importante nas vítimas de 20 a 29 anos, com 2.326 (34,8%) casos.

Em ambos os casos, as causas isoladas acima alcançaram porcentual mais expressivo que as quedas e, por isso, conduzem à necessidade de uma política pública de abordagem da causa mais efetiva.

A Figura 5 enfatiza que as agressões e os homicídios foram mais frequentes nas faixas compreendidas entre 20 e 39 anos, sofrendo queda apenas nas faixas acima de 40 anos, nas quais as quedas sofrem importante elevação. Ressalta-se a queda do envolvimento dos acidentes de trânsito com os óbitos conforme o aumento da faixa etária dentro do grupo de adultos, mas ainda assim mantêm importantes percentuais.

A topografia das lesões corporais apresentadas por vítimas de causas externas está estreitamente ligada à causa externa responsável pelo evento[11].

Estudos que avaliaram a ocorrência de trauma ortopédico em adultos revelaram que as lesões de membros inferiores foram mais frequentes do que as de membros superiores[11,12].

1 EPIDEMIOLOGIA DO TRAUMA ORTOPÉDICO   17

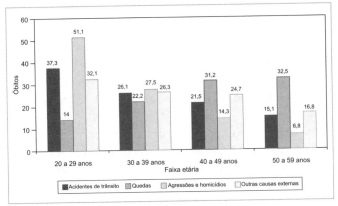

Figura 5 Mortalidade por causas externas em adultos (%). Brasil, 2007[2].

Em pacientes de trauma grave produzido por acidente de trânsito, a média de lesões em membros varia de 1,5 a 1,8 lesão, sendo mais frequentes as fraturas de membros inferiores[13].

No período compreendido entre os anos de 2000 e 2007, os óbitos que envolveram motociclistas adultos subiram de 6,7% do total de óbitos por acidente de trânsito em 2000 para 17,2% em 2007, enquanto os óbitos em ocupantes de veículos no mesmo período foram de 3,2% para 4,6%, respectivamente[2]. Essa elevação do envolvimento das motos pode ser atribuída à grande procura por esse tipo de transporte nas grandes áreas urbanas, bem como a seu uso como instrumento de trabalho[13].

Esse alto envolvimento dos motociclistas com os óbitos por trauma vem sendo demonstrado em todo o país e impacta nos tipos de lesões encontradas e na morbimortalidade[13,14].

IDOSOS

Considera-se idoso o adulto com 60 anos ou mais, segundo o IBGE. A população mundial de idosos é de cerca de 11%, e no Brasil cresceu de 6,1% em 1980 para 7,3% em 1991 e 8,6% em 2000. Espera-se que chegue a 10% em 2010. As mulheres são maioria[5].

O crescimento da população de idosos é um fenômeno mundial e está ocorrendo em um nível sem precedentes, tornando a saúde do idoso uma prioridade[6,7]. Uma das explicações para esse fenômeno é o aumento, verificado desde 1950, de 19 anos na expectativa de vida ao nascer em todo o mundo[5,15]. Esse aumento está associado à melhoria das condições de saúde e do suporte preventivo, permitindo uma vida mais ativa[16].

Entre as capitais do país, Rio de Janeiro e Porto Alegre se destacam com as maiores proporções de idosos, representando, respectivamente, 12,8 e 11,8% da população total nesses municípios. Em contrapartida, as capitais Boa Vista e Palmas apresentaram uma proporção de idosos de apenas 3,8 e 2,7%, respectivamente[5].

No Brasil, em 2007, as causas externas compuseram a quarta causa de morte na faixa etária de 60 anos ou mais (12%), precedida das doenças do aparelho circulatório (33,6%), neoplasias (16,7%) e doenças do aparelho respiratório (13,1%).

A prevalência de trauma nessa faixa tem aumentado de forma significativa nos últimos anos (Figura 6), principalmente nos grandes centros urbanos. Isso pode ser explicado pela maior exposição a riscos diante da disposição para a atividade física e para o trabalho, além das alterações estruturais e funcionais, e também pela coexistência de doenças sistêmicas que predispõem os idosos a diversos acidentes[15].

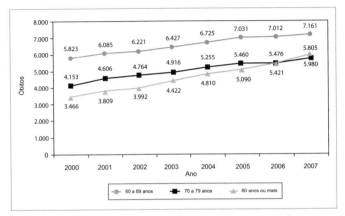

Figura 6 Mortalidade por causas externas em idosos. Brasil, 2001-2007[2].

Apesar de sofrerem com as mesmas causas externas dos indivíduos jovens, os idosos apresentam diferenças quanto ao espectro de lesões, à dominância sexual e à duração e ao resultado da lesão, além de duração e custos de internação (Tabela 1)[15]. Segundo a Sociedade Brasileira de Geriatria do Brasil, 30% dos idosos caem ao menos uma vez ao ano, havendo uma frequência maior de mulheres do que de homens da mesma idade[17].

As Tabelas 8 e 9 apresentam dados relativos à morbimortalidade por causa externa em idosos segundo as causas mais comuns (2007). Para cada óbito por causa externa em idoso, houve 6,6 internações pela mesma causa. Nesse ano, enquanto os acidentes de transporte formaram a principal causa de morte, as quedas compuseram a principal causa de internações. Há de ser considerado também que a mortalidade de idosos decorrente de trauma por queda e por acidente de trânsito foi maior quando comparada à dos mais jovens (Tabelas 6 e 8), fato que vem sendo observado em outros países[16].

Tabela 8 Mortalidade por causas externas em idosos. Brasil, 2007[2]

Causa externa	60 a 69 anos N	%	70 a 79 anos N	%	80 anos e + N	%	Total N	%
Acidentes de transporte[1]	2.541	35,5	1.750	30,1	793	13,3	5.084	26,8
Atropelamento[2]	1.065	41,9	924	52,8	486	61,3	2.475	48,7
Ocupante de moto[3]	160	6,3	64	3,6	19	2,4	243	4,8
Ocupante de automóvel[4]	492	19,4	269	15,4	81	10,2	842	16,5
Ocupante de bicicleta[5]	143	5,6	81	4,7	21	2,6	245	4,8
Outros ac. de transporte	681	26,8	412	23,5	186	23,4	1.279	25,2
Quedas[6]	980	13,7	1.383	23,8	2.596	43,4	4.959	26,2
Outras causas externas acidentais[7]	830	11,6	707	12,2	803	13,5	2.340	12,4
Agressões e homicídios[8]	1.036	14,4	456	7,9	179	3,0	1.671	8,8
Outras causas externas[9]	1.774	24,8	1.509	26,0	1.609	26,9	4.892	25,8
Total	7.161	100	5.805	100	5.980	100	18.946	100

Códigos CID 10: 1.V01 a V99; 2. V01-V09; 3. V20-V29; 4. V40-V49; 5. V10-V19; 6. W00-W19; 7. W19-X59; 8. X85-Y09; 9. X60-X84 e Y10-Y98.

Dentre as quedas, aquelas do mesmo nível somaram 2.139 (43,1%) casos. Aquelas de quais foi possível determinar a causa como queda do mesmo nível com "escorregão ou passo em falso" compuseram 434 (20,3%) casos nesse grupo. Quedas de escada alcançaram 3,8% do total das quedas. Mais de 40% dos casos de óbitos de queda não foram especificados quanto às causas. Dentre as "outras causas externas acidentais", novamente os afogamentos foram expressivos, com 388 vítimas (2%) no grupo etário.

Tabela 9 Internações por causas externas em idosos. Brasil, 2007[2]

Causa externa	60 a 69 anos N	%	70 a 79 anos N	%	80 anos e + N	%	Total N	%
Acidentes de transporte[1]	5.271	10,1	3.584	8,6	2.051	6,6	10.906	8,7
Quedas[2]	25.336	48,3	22.505	54,1	19.356	62,1	67.197	53,7
Agressões[3]	1.635	3,1	1.062	2,5	627	2,0	3.324	2,6
Outras causas externas	20.203	38,5	14.456	34,8	9.152	29,3	43.811	35,0
Total	52.445	100	41.607	100	31.186	100	125.238	100

Códigos CID 10: 1.V01 a V99; 2. W00-W19; 3. X85-Y09.

Dentre as "outras causas externas" da Tabela 8, destacam-se como causa isolada importante as "lesões provocadas voluntariamente", que somaram 1.308 casos (6,9%) do total de óbitos na faixa etária. Do total dos óbitos por essa causa, 54,2% ocorreram na faixa de 60 a 69 anos.

Os idosos frequentemente se apresentam de modo mais crítico após o trauma, necessitam de internação hospitalar com maior frequência e representam grande proporção dos pacientes internados em Unidades de Tratamento Intensivo (UTI). Além disso, consomem mais recursos do que qualquer outro grupo etário. As alterações estruturais e funcionais e a presença de doenças sistêmicas justificam essas ocorrências[17]. Um estudo nacional demonstrou que a mortalidade em indivíduos com mais de 60 anos que sofreram acidentes de trânsito foi cerca de três vezes maior que nas outras faixas etárias[16].

As fraturas em idosos são habitualmente únicas e decorrentes de traumas de baixa energia, como as quedas em domicílio, que ocasionam fraturas de fêmur proximal, rádio distal e coluna. O fator complicador é sua ocorrência em indivíduos que apresentam doença sistêmica, que normalmente imprimem necessidade de internação prolongada[16].

Um estudo nacional realizado com idosos, vítimas de trauma de alta energia internados em hospital terciário, revelou que os atropelamentos (67,9%) e outros acidentes de trânsito foram os mecanismos mais comuns, seguidos das quedas de altura de mais de 2 metros. Em média, ocorreu 1,4 fratura por vítima, e os membros inferiores (75%) foram os mais atingidos. Lesões associadas em outros segmentos foram encontradas em 46,4% das vítimas. Cerca de 64,3% da amostra apresentava comorbidades associadas, principalmente hipertensão arterial[16].

CONSIDERAÇÕES FINAIS

O uso de evidências epidemiológicas permite o conhecimento da situação de saúde de uma população, sua magnitude e tendências, o que favorece o surgimento de hipóteses que expliquem esses acontecimentos sob o contexto técnico, social, político e até mesmo cultural, estimulando uma prática baseada em evidências estatísticas[1].

O conhecimento adequado das características e da ocorrência do trauma nas diferentes faixas etárias é muito útil para o planejamento adequado do atendimento, racionalização dos custos e estabelecimento de políticas de prevenção para as diferentes populações[1].

Referências bibliográficas

1 Sousa RMC. Perfil de morbimortalidade relacionado a acidentes e violências no Brasil. In: Sousa RMC, Calil AM, Paranhos WY, Malvestio MA. Atuação no trauma – uma abordagem para a enfermagem. São Paulo: Atheneu; 2008. pp. 16-28.

2 Brasil. Ministério da Saúde. DATASUS. [01 mar. 2010]. Disponível em: http://www.datasus.gov.br. Acesso em: 01/03/2010.

3 Organização Mundial da Saúde. Centro Brasileiro de Classificação de Doenças em Português. Classificação estatística de Doenças e Problemas Relacionados à Saúde. 10.ver. São Paulo: EDUSP; 1998.

4 Gonçalves VCS. Trauma de extremidades. In: Sousa RMC, Calil AM, Paranhos WY, Malvestio MA. Atuação no trauma – uma abordagem para a enfermagem. São Paulo: Atheneu; 2008. pp. 346-59.

5 Brasil. Ministério do Planejamento, Orçamento e Gestão. IBGE. [09 mar. 2010]. Disponível em: http://www.ibge.gov.br.

6 São Paulo (Cidade). Secretaria da Saúde. Manual de prevenção de acidentes e primeiros socorros nas escolas/Secretaria da Saúde. São Paulo: SMS; 2007. 129p.

7 Lino Junior W, Segal AB, Carvalho DE, Fregoneze M, Santili C. Análise estatística do trauma ortopédico infanto-juvenil do pronto-socorro de ortopedia de uma metrópole tropical. Acta ortop Bras 2005;13(4).

8 Franciozi CES, Tamaoki MJS, Araujo EFA et al. Trauma na infância e adolescência: epidemiologia, tratamento e aspectos econômicos em um hospital público. Acta ortop Bras 2008;16(5).

9 Pires ALD, Miyazaki MCOS. Maus-tratos contra crianças e adolescentes: Revisão da literatura para profissionais da saúde. Arq Cienc Saúde 2005;12(1):42-9.

10 São Paulo (Cidade). Secretaria da Saúde. Manual de Atenção à saúde do adolescente. Secretaria da Saúde. São Paulo: SMS; 2006. 328p.

11 Itami LT. Causas externas e seu impacto sobre a independência funcional em adultos com fraturas. [Dissertação]. São Paulo: Escola de Enfermagem da USP; 2008.

12 Malvestio MAA. Predeterminantes de sobrevivência em vítimas de acidentes de trânsito submetidas a atendimento pré-hospitalar de suporte avançado à vida. [Tese]. São Paulo: Escola de Enfermagem da USP; 2005.

13 Oliveira NLB. Fatores associados ao risco de lesões e óbito de motociclistas envolvidos em ocorrências de trânsito. [Tese]. São Paulo: Escola de Enfermagem da USP; 2008.

14 Garyszewski VP, Koizumi MS, Jorge MHPM. As causas externas no Brasil no ano de 2000: comparando mortalidade e a morbidade. Cad Saúde Pública 2004;20(4):995-1003.

15 Souza JAG, Iglesias ACRG. Trauma no Idoso. Rev Assoc Med Bras 2002;48(1).

16 Katz M, Okuma MAA, Santos ALG et al. Epidemiologia das lesões traumáticas de alta energia em idosos. Acta Ortop Bras 2008;16(5).

17 Paranhos WY. Trauma no idoso. In: Sousa RMC, Calil AM, Paranhos WY, Malvestio MA. Atuação no trauma – uma abordagem para a enfermagem. São Paulo: Atheneu; 2008. pp. 411-418.

Assistência de enfermagem às vítimas com fraturas

Valterli Conceição Sanches Gonçalves

Palavras-chave Fraturas; fraturas expostas; fixadores externos; embolia gordurosa.

Estrutura dos tópicos Introdução. Fraturas de extremidades. Tratamento das fraturas. Complicações das fraturas. Diagnósticos de enfermagem nas lesões de extremidades, segundo a NANDA. Considerações finais. Referências bibliográficas.

INTRODUÇÃO

As lesões musculoesqueléticas decorrentes de acidentes em vias públicas (57,30%) estão presentes em 78 a 87% dos pacientes vítimas de trauma, do sexo masculino. Elas acometem os ossos da perna (37,86%)[1] e podem tornar o indivíduo vulnerável em decorrência da perda de motricidade, do autocuidado e do afastamento prolongado do trabalho e do convívio social e, por muitas vezes, podem alterar a própria imagem do indivíduo. Geralmente, não são consideradas lesões com risco de vida, com a exceção de situações de amputações traumáticas e fraturas da pelve, ou seja, lesões acompanhadas de hemorragia[2,3]. No entanto, essas lesões são responsáveis por uma parcela considerável de sequelas funcionais, muitas vezes incapacitantes, que podem determinar ou não o retorno do indivíduo para as atividades laborativas, colaborando, ainda mais, para o aumento do problema socioeconômico decorrente do trauma.

As prioridades da avaliação e condução do trauma multissistêmico seguem em primeiro plano a manutenção da vida do paciente. Dessa forma, a avaliação do sistema musculoesquelético fica reservada para um segundo momento, seguindo especificamente os princípios do Advanced Trauma Life Support (ATLS)[4].

Grande parte dos pacientes com trauma multissistêmico[5] tem lesões de membros, decorrentes de acidentes automobilísticos, motociclísticos e atropelamentos, além das fraturas em consequência de ferimento por projétil de arma de fogo. Tais lesões jamais devem interferir nas prioridades da equipe de emergência em estabelecer via aérea patente, otimizar ventilação e restaurar volume circulante, visto que lesões ortopédicas raramente estão incluídas nas causas das mortes imediatas ao trauma (50% dos casos), excetuando-se aquelas que causam exsanguinação. Entretanto, essas lesões devem ser cuidadosamente pesquisadas e receber tratamento precoce adequado, pois são determinantes de mortes ditas mediatas e tardias (30 e 20% dos casos, respectivamente), além de causarem morbidades incapacitantes com frequência[6].

As lesões musculoesqueléticas devem ser avaliadas e tratadas de tal maneira que a vida e o membro não corram riscos. O reconhecimento da presença de tais lesões tem por objetivo prevenir incapacidades e complicações relacionadas às futuras lesões[4].

Ao se atender uma vítima de trauma de extremidades com lesões graves, deve-se prever que ela foi submetida a uma grande energia cinética que pode reverter em perda do revestimento cutâneo e em fraturas de alta complexidade com lesão neurovascular.

No trauma multissistêmico, as fraturas são elementos bastante frequentes. Por essa razão, é importante considerar concomitantemente a lesão dos tecidos moles que circundam o osso, o sangramento a dor, o estresse, a contaminação e outros elementos. O fenômeno da descompensação, quando detectado, desenvolve-se rapidamente gerando uma série de complicações potencialmente fatais, que devem ser prontamente tratadas. A instabilidade óssea imobiliza o paciente e interfere no atendimento das comorbidades, limitando por muitas vezes a ação adequada e inibindo os cuidados intensivos do serviço de enfermagem. O diagnóstico das fraturas expostas e as deformidades dos membros acometidos são óbvios. Deve-se salientar, no entanto, que o trauma que envolve alta energia cinética costuma gerar lesões em outras áreas que potencialmente podem ser muito mais graves[7].

FRATURAS DE EXTREMIDADES

Classificação segundo o processo fisiológico envolvido:
- fraturas típicas – o córtex ósseo pode ser desagregado por traumatismo, que inclui: golpe direto, carga axial, torção e associação desses mecanismos;
- fraturas patológicas – secundárias a traumatismos insignificantes em osso doente, por exemplo, lesões líticas metastáticas e osteoporose;
- fraturas por estresse – o osso pode sofrer uma fratura por "fadiga", ou seja, movimentos de repetição sem que os ossos e tecidos circunvizinhos estejam preparados;

- fraturas de Salter (epifisárias) – fraturas que envolvem a placa cartilaginosa próxima às terminações dos ossos longos de crianças em fase de crescimento.

Classificação segundo a lesão de tecidos moles:
- fratura fechada:
  – ocorre quando não existe ruptura da pele e, consequentemente, não se comunica diretamente com a fratura e seu hematoma. As fraturas fechadas requerem observação de sua evolução, pois podem desencadear grandes sangramentos e síndrome compartimental.
- fratura exposta (Figura 1):
  – ocorre quando há ruptura da pele e dos tecidos moles subjacentes à lesão óssea, permitindo a comunicação direta da

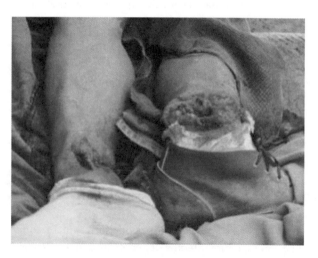

Figura 1 Fratura exposta. Fonte: arquivo pessoal da autora.

região da fratura com o seu hematoma. Para que uma fratura seja considerada exposta, não há necessidade de visualizar o osso, mas deve haver o contato dessa estrutura com cavidades contaminadas, como boca, tubo digestivo, vias aéreas, vagina e ânus;

– as fraturas abertas apresentam dois problemas distintos, mas estreitamente relacionados: a fratura em si e a lesão de partes moles. Podem ser causa de grande hemorragia, principalmente quando acometem a diáfise do fêmur e os ossos do quadril.

Avaliação do paciente com fraturas

Exame primário

Nesta fase, é necessário reconhecer e tratar a hemorragia originária de lesões musculoesqueléticas. Os sangramentos provenientes de vasos lesados por grandes lacerações de partes moles podem ser exsanguinantes. Esse tipo de hemorragia deve ser controlado pela compressão direta. Caso a compressão não cause o efeito desejado, pode ser utilizado o torniquete, e o paciente deve ser levado ao centro cirúrgico o mais rápido possível[8].

A imobilização das fraturas, por meio da utilização de talas ou outros dispositivos, tem por objetivo inicialmente realinhar a extremidade lesada em uma posição o mais próximo possível da posição anatômica e prevenir a movimentação excessiva do foco de fratura. Essa imobilização tem como finalidade ajudar no controle da perda sanguínea, diminuir a dor e prevenir o agravamento das lesões de partes moles.

Em presença de fratura exposta, o osso visível nunca deve ser reduzido para dentro da ferida. Esta deve ser apenas coberta com um curativo, pois o tratamento implica o desbridamento em centro cirúrgico. A indicação de antibióticos profiláticos deve seguir o protocolo específico, estabelecido pela instituição.

Exame secundário

Na fase subjetiva, a regra mnemônica AMPLA[4] deve ser obtida e anotada no prontuário do paciente. Pela história do mecanismo do trauma, obtida com a equipe do pré-hospitalar ou com aquele que trouxe o paciente e que esteve presente na cena, a equipe pode suspeitar de lesões que nem sempre estão aparentes de imediato.

Para que o exame físico das lesões musculoesqueléticas seja realizado de forma adequada, o doente deve ser despido completamente, mantendo a proteção contra hipotermia.

A avaliação das extremidades do doente traumatizado tem por objetivos[4]:

- identificar outras lesões que possam por a vida em risco (exame primário);
- identificar as lesões que possam por em risco o membro (exame secundário);
- realizar uma revisão sistemática para evitar que quaisquer outras lesões musculoesqueléticas passem despercebidas (reavaliação constante). Os componentes que devem ser avaliados são:
  - a pele que protege o doente da perda excessiva de líquidos e de infecção;
  - estado circulatório;
  - função neuromuscular;
  - integridade dos ossos e dos ligamentos.

Passos para a avaliação da lesão de extremidade:

a) Olhe e pergunte – avalie visualmente as extremidades quanto:

- À cor e perfusão, pois a detecção de palidez sugere déficit de fluxo arterial.

- À presença de ferimentos perfurantes que se estendam até a profundidade de uma fratura subjacente. Deve ser considerada uma fratura exposta, até que o local seja examinado por um especialista. As feridas perfurantes podem ser criadas por forças externas ou por um fragmento ósseo agudo que dilacere transitoriamente a pele e torne a voltar para baixo da superfície.

Gustilo & Anderson[9] propuseram uma classificação para as fraturas abertas, segundo as características da ferida (Quadro 1).

Quadro 1 Classificação de Gustilo & Anderson[9]

Tipo	Feridas	Nível de contaminação	Lesão de partes moles	Lesão óssea
I	< 1 cm	Limpa	Mínima simples	Simples, mínima cominuição
II	> 1 cm	Moderada	Moderada, alguma lesão muscular	Moderada cominuição
III A	Geralmente > 10 cm	Alta	Grave com esmagamento	Cominuída, possível cobertura do osso com partes moles
III B	Geralmente > 10 cm	Alta	Perda muito grave da cobertura	Cobertura óssea pobre, requer cirurgia reconstrutiva de partes moles
III C	Geralmente > 10 cm	Alta	Perda muito grave da cobertura e lesão vascular que exige reparação	Cobertura óssea pobre, requer cirurgia construtiva de partes moles

- Grau I – ferida limpa, solução de continuidade menor que 1 cm, geralmente pela ação do osso.
- Grau II – ferida limpa, solução de continuidade maior que 1 cm, sem dano intenso das partes moles e sem contaminação.
- Grau III – fratura exposta cominutiva com extensa perda do revestimento cutâneo.
  - III A –integridade do revestimento ósseo por tecido muscular ou periósteo, com grande contaminação.
  - III B – periósteo exposto ou exposição óssea, com contaminação maciça.
  - III C – lesão vascular associada.

Nota: As fraturas expostas segmentares, as lesões ocorridas no campo, em ambientes altamente contaminados, e as lesões por projétil de arma de fogo, de alta energia, são *automaticamente* classificadas como de grau III.

- À existência de deformações como angulações ou encurtamentos. O encurtamento pode ser decorrente da compressão dos fragmentos ósseos (impactação) ou da superposição de dois fragmentos completamente desviados (cavalgamento).
- À presença de edemas, equimoses, abrasões e hematomas. O aumento do volume de uma extremidade, próximo a grupos musculares, pode caracterizar uma lesão por esmagamento que pode evoluir para uma síndrome compartimental.

Quando o doente colabora, as funções da musculatura e dos nervos periféricos podem ser avaliadas, com o doente fazendo contrações em áreas específicas. A presença ou não da função motora espontânea, das principais articulações, em toda sua extensão, facilita a identificação de lesão instável da articulação e da unidade neuromuscular.

A observação da posição da extremidade pode ser útil, sugerindo algum tipo de lesão, uma vez que certas deficiências neurológicas são traduzidas por posição típica da extremidade, por exemplo, a lesão do nervo radial causa queda do punho, e a lesão do nervo fibular causa a queda do pé.

b) Palpe – a palpação revela regiões de desnivelamento ósseo, bem como hipersensibilidade em pontos específicos.

A fratura é observada quando existe hiperestesia, dor à palpação, edema, deformidade e mobilidade anormal de um osso coberto pelo subcutâneo ou de uma articulação.

A luxação ocorre quando as superfícies de uma articulação não estão mais em contato em razão de uma ruptura articular. A mobilidade articular pode estar restrita como consequência da lesão ligamentar por estiramento ou laceração. Podem ocorrer também lesões neurológicas e vasculares.

c) Avalie a circulação – deve ser avaliada por meio da palpação dos pulsos distais das extremidades e pelo enchimento capilar da polpa digital ou do leito ungueal, considerada normal quando inferior a 2 segundos.

Nos pacientes hemodinamicamente estáveis, a discrepância entre os pulsos, o resfriamento, a palidez e as anormalidades funcionais motoras são sinais de lesão arterial. Essa lesão também pode estar presente quando são observados hematomas em expansão e hemorragia pulsátil em ferimentos abertos. A ausência tanto de pulso como de reenchimento capilar na extremidade caracteriza uma emergência cirúrgica.

Deve-se suspeitar de uma possível lesão vascular sempre que for constatada a existência de insuficiência vascular de um membro após a lesão traumática, seja ela aberta ou fechada.

Uma lesão vascular parcial faz com que o membro apresente redução da temperatura e alongamento do tempo de enchimento capilar. Na interrupção completa do fluxo sanguíneo, a extremidade distal torna-se fria e pálida e não há pulsos palpáveis.

Quando a lesão vascular é acompanhada por uma fratura com desalinhamento ósseo, pode ser tentado, com movimentos suaves, o realinhamento, buscando o retorno da circulação e posterior imobilização.

Na lesão arterial acompanhada de uma luxação articular, admite-se que um médico experiente, caso não esteja presente um ortopedista, tente, apenas uma vez, a redução da luxação com uma manobra delicada. Não obtendo êxito, faz-se a imobilização da forma como o membro foi encontrado e solicita-se o especialista com urgência.

d) Avalie a função neurológica e a sensibilidade da pele – devem ser avaliadas por meio da palpação de todo o membro. A perda da sensibilidade à dor e ao toque pode ser evidência da presença de lesão da medula ou de nervos periféricos.

Avaliação radiográfica – após a estabilização, o doente deve ser radiografado.

A área a ser radiografada e as incidências específicas solicitadas são evidenciadas na anamnese e no exame físico. As regiões distal e proximal da articulação da provável fratura devem ser incluídas nas radiografias, uma vez que podem coexistir lesões de ossos longos com as articulações próximas.

Os exames mais comuns utilizados para o diagnóstico das lesões musculoesqueléticas são as radiografias simples, a tomografia computadorizada (TC) e a ressonância magnética (RM).

Fisiopatologia das lesões musculoesqueléticas

Os traumas do sistema musculoesquelético podem resultar em rupturas extensas dos tecidos moles e ossos com introdução de materiais estranhos e bactérias, gerando tecidos moles isquêmicos e necróticos, além de espaços mortos. O hematoma, contaminado pelo material estranho, disseca os planos teciduais descolados pelo trauma, enche os espaços vazios e atua como meio de cultura ideal para bactérias. Dentro das primeiras horas, neutrófilos e macrófagos entram na ferida, e os monócitos são encontrados mais tardiamente. De forma simultânea, os sistemas de complemento e de coagulação são ativados. As substâncias vasoativas – serotonina, prostaglandinas, cininas e histamina – juntamente do sistema de coagulação, aumentam a permeabilidade vascular. Segue-se a exsudação maciça de proteínas plasmáticas e leucócitos[10].

A resposta inflamatória e a reparação tecidual dependem do tipo de lesão:

- pequena, tratada com desbridamento completo (remoção dos agentes bacterianos e tecidos desvitalizados, necróticos). Nesse caso, a resposta inflamatória é controlada e a ferida cicatriza;
- maciça com contaminação grave ou intervenção discreta. Observa-se que os macrófagos não são capazes de lidar com carga bacteriana; morrem e liberam enzimas lisossômicas ou proteolíticas, causando necrose aos tecidos circunvizinhos. A necrose associada ao aumento da pressão tecidual forma um círculo vicioso com inflamação progressiva, isquemia do músculo, síndromes compartimentais, perda tecidual e infecção generalizada. A resposta inflamatória progressiva é vista mais frequentemente após a contaminação de uma fratura exposta, mas também

pode ocorrer em fraturas fechadas e luxações ou após esmagamentos simples de compartimentos musculares.

Fisiologia da consolidação das fraturas

As decisões ligadas ao grau de agressividade a ser empregado na redução da fratura estão diretamente ligadas ao conhecimento dessa fisiologia, que pode ser descrita em três fases:

Fase inflamatória – vasos microscópicos que cruzam a linha da fratura são lesados, privando as terminações ósseas do suprimento de sangue, gerando necrose e desencadeando resposta inflamatória.

Fase da reparação – o tecido de granulação começa a infiltrar nessa área. Esse tecido é composto por células especializadas capazes de formar colágeno, cartilagem e osso, ingredientes para a formação do calo ósseo. No decorrer do tempo, o calo torna-se densamente mineralizado. Nessa fase, as extremidades necróticas são removidas pelos osteoclastos.

Fase de remodelamento – é a fase mais longa da consolidação óssea. Durante essa fase, as porções supérfluas do calo são reabsorvidas, e o tecido ósseo novo passa a ocupar a linha de estresse natural.

Fratura pélvica e acetabular

As fraturas pélvicas constituem 3% de todas as fraturas esqueléticas. Essas fraturas e as lesões concomitantes são responsáveis por 30% dos óbitos nos traumatismos fechados, provocados por acidentes automobilísticos[10].

A pelve tem como funções: proteger, dar suporte e promover hematopoiese. É constituída pelos ossos ísquio, ílio, púbis, sacro e cóccix. A sua estabilidade depende dos ligamentos sacroilíacos posteriores, sacrotuberais e sacroespinais. É uma estrutura extremamente vascularizada; dessa forma, as fraturas pélvicas podem ser acompanhadas por graves hemorragias. A força aplicada sobre o anel pélvico pode lesar os plexos venosos e também romper o sistema arterial ilíaco (Figura 2).

Os sinais e sintomas das lesões pélvicas variam desde dor espontânea e palpação até instabilidade e crepitação óssea. A inspeção pesquisa edema, equimose, laceração e deformidade perineal e escroto (sinal de Destot). A palpação de uma proeminência óssea é possível pelo toque retal (sinal de Earle).

As fraturas pélvicas podem ser complexas e difíceis de classificar. O Quadro 2 apresenta a classificação de Young[11], que tem por finalidade a diferenciação dos padrões de fratura secundários ao traumatismo com base no mecanismo da lesão e na direção da força causal, tendo em vista que a incidência de complicações (urogenitais e vasculares) correlaciona-se com o padrão das fraturas.

As fraturas do anel pélvico também podem ser divididas em estáveis e instáveis. As lesões instáveis apresentam maior incidência de mortalidade, consolidação viciosa ou pseudartrose e dor residual. A classificação de Tile[12] para as fraturas da pelve combina o mecanismo da lesão e a estabilidade do anel pélvico, auxiliando dessa forma na instituição do tratamento (Quadro 3).

No exame físico do paciente com fratura acetabular (Figuras 3 e 4), deve-se procurar por deformidades rotacionais. A estabilidade rotacional pode ser obtida pela manobra de compressão da região anterossuperior dos ilíacos. Quando a rotação do quadril com as pernas em extensão for dolorosa, pressupõe-se que exista uma fratura ou uma luxação de quadril ou pélvica. Nesse caso, deve-se estar alerta para lesões intra-abdominal, re-

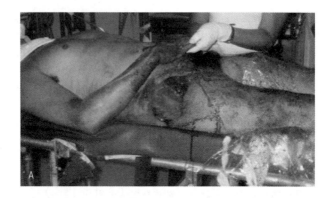
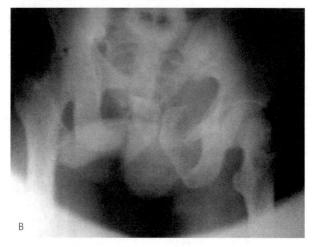

Figura 2 A e B: fratura da pelve. Fonte: arquivo pessoal da autora.

Quadro 2 Classificação das fraturas da pelve, segundo o Sistema de Young[11]

Categoria	Características distinguíveis
LC (compressão lateral)	Fratura transversa dos ramos púbicos Compressão sacral no lado do impacto Fratura crescente (asa do ilíaco) no lado do impacto Lesão LC1 ou LC2 no lado do impacto; lesão "em livro aberto" (APC) contralateral
APC (compressão anteroposterior)	Diástase da sínfise e/ou fraturas longitudinais Discreto alargamento da sínfise púbica e/ou da articulação SI anterior; ligamentos SI anterior, sacrotuberal e sacroespinal ilesos, porém estirados; ligamentos SI posteriores íntegros. Alargamento da articulação SI anterior; ruptura dos ligamentos SI anterior, sacrotuberal e sacroespinal; ligamentos SI posteriores íntegros. Ruptura completa da articulação SI com luxação lateral; ruptura dos ligamentos SI anterior, sacrotuberal e sacroespinal; ruptura dos ligamentos SI posteriores.
VS (cisalhamento vertical)	Diástase da sínfise ou luxação vertical nos sentidos anterior e posterior, em geral na articulação SI e ocasionalmente atravessando a asa do ilíaco e/ou sacro.
CM (padrões mistos)	Combinação de outros padrões de lesão. A mais comum é a LC/VS.

troperitoneal e urológica. Na observação da presença de sangue no meato uretral, edema, equimose ou hematoma em genitália externa e ao toque e da existência de sangramento anal ou vaginal, deve-se suspeitar de uma fratura com perfuração do reto ou da vagina.

Os princípios gerais do tratamento das fraturas da pelve e do acetábulo são a reposição volêmica e a estabilização precoce da pelve por fixação externa, inicialmente com talas, cinta pélvica ou lençóis enrolados firmemente ao redor do quadril e, se necessário, com fixadores cirúrgicos, a fim de evitar a exsanguinação[12].

Quadro 3 Fratura da pelve – Classificação de Tile[12]

Categoria	Classificação
Tipo A Estável	**A1** – fraturas que não comprometem o anel: lesões por avulsão **A2** – fratura com desvio mínimo **A3** – fratura transversa do sacro e do cóccix
Tipo B Instabilidade rotacional/ estabilidade vertical	**B1** – instabilidade em rotação lateral: lesão "em livro aberto" **B2** – instabilidade em rotação medial: lesão por compressão lateral **B3** – lesão por compressão bilateral
Tipo C Instabilidade rotacional e vertical	**C1** – lesão posterior unilateral **C2** – lesão posterior bilateral: um lado com instabilidade rotacional e o outro lado vertical **C3** – lesão posterior bilateral: ambos os lados com instabilidade vertical

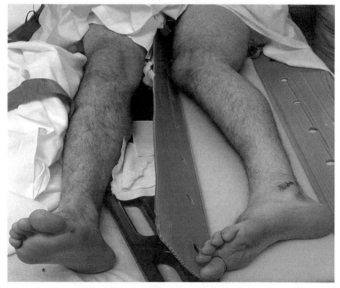

Figura 3 Fratura do acetábulo. Fonte: arquivo pessoal da autora.

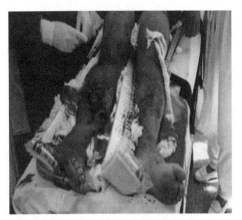

Figura 4 Fratura do acetábulo e da tíbia. Fonte: arquivo pessoal da autora.

Fratura da diáfise do fêmur

Essa fratura é resultante de impacto por alta energia, que pode levar a grande sangramento, tendo em vista que o fêmur é secundado por grandes grupos musculares, com uma vascularização rica. Assim, a fratura de fêmur, mesmo fechada, pode resultar em perda volêmica superior a 1.000 mL, podendo desencadear o choque hipovolêmico, principalmente se bilateral.

O tratamento ideal é a imobilização precoce para diminuir a dor e o sangramento, além de prevenir as complicações pulmonares[13].

Fratura de tíbia

É a mais frequente em número de ocorrência e complicação, como a síndrome compartimental, entre as fraturas de ossos longos, pelo fato de a tíbia e fíbula terem proteção mínima de tecidos moles circundantes[13].

TRATAMENTO DAS FRATURAS

Tratamento geral

O tratamento inclui medidas para redução do edema e da dor, estabilização da volemia e redução da deformidade, que têm por objetivo restaurar o aspecto e a função normais do membro, além de aliviar a dor, restaurar a circulação para uma extremidade distal sem pulso e minimizar o risco de transformar uma fratura fechada em exposta.

Na fratura exposta, que pode ser complicada por osteomielite posterior, além do já citado, devem-se instituir medidas de prevenção de infecção, cicatrização das partes moles e consolidação óssea, visando à preservação ou restauração da função normal do membro. Para isso, deve-se instituir o controle do sangramento, a hidratação, o desbridamento rigoroso, a estabilização esquelética e a reparação precoce do revestimento cutâneo. Deve-se fazer a profilaxia contra o tétano. A indicação da antibioticoterapia segue o protocolo de cada instituição[1].

O enfermeiro deve estar atento, pois sempre que uma extremidade lesada é imobilizada ou engessada existe a possibilidade de ocorrer comprometimento vascular. Isso pode ser reconhecido pela presença de dor, mudança de coloração, temperatura e alteração do pulso nessa extremidade. Nesse caso, qualquer dispositivo deve ser solto e as condições circulatórias, checadas novamente.

Tratamento da fratura fechada[13]

Em geral, o tratamento é conservador, porém requer um tratamento cirúrgico imediato quando houver:
- lesão vascular;
- compressão nervosa;
- desvio importante;
- trauma multissistêmico (pela necessidade de mobilização precoce).

Essas fraturas apresentam um melhor prognóstico no tratamento porque têm menor probabilidade de infecção.

O tratamento não operatório (tração, gesso, tração + gesso) tem como inconvenientes o prolongado tempo de hospitalização e tratamento, a maior evidência de rigidez articular e a consolidação viciosa, porém tem sua indicação como alternativa em determinadas fraturas cominutivas[14].

O tratamento inicial das fraturas fechadas deve ser sempre a imobilização da fratura, evitando-se que lese estruturas vizinhas. A imobilização deve ser feita quando ocorrer fratura de um osso incluindo a articulação acima e abaixo da fratura e quando envolve uma articulação, o osso acima e abaixo, dessa articulação. A utilização de talas aramadas moldáveis pode ser o recurso temporário até que a tração ou o gesso sejam colocados.

Nos casos em que a fratura for instável, muitas vezes a imobilização gessada não é suficiente para uma imobilização eficiente (p. ex., nas fraturas diafisárias do fêmur ou nas fraturas da tíbia com muito desvio e com muitos fragmentos). Quando isso ocorrer, procede-se à tração transesquelética (a força é aplicada diretamente ao osso por meio de um fio metálico de Kirschner ou Steinmann) ou cutânea (aplicação de uma força indireta sobre o osso, obtida com o uso de fitas adesivas sobre a pele) para o alinhamento da fratura e posteriormente o tratamento cirúrgico como solução definitiva para a estabilização da fratura (Figuras 5 e 6).

A fixação definitiva deve ser realizada dentro de 24 a 72 horas. Essa conduta reduz os índices de morbidade e mortalidade[15].

Nas crianças com lesões sistêmicas múltiplas, a colocação de tala geralmente é suficiente, como cuidado ortopédico inicial, enquanto o quadro geral é estabilizado. Apesar de as fraturas em crianças e adolescentes serem tratadas preferencialmente pela redução fechada e por imobilização ou tração, esses princípios, na maioria das vezes, não se aplicam ao politrauma.

Nos adultos, a estabilização cirúrgica das fraturas reduz as complicações pulmonares e outras decorrentes da permanência prolongada no leito[13]. Nos pacientes jovens, as complicações médicas são menos frequentes e, por isso, as recomendações de estabilização precoce das fraturas, de certa forma, são mais difíceis de serem justificadas; porém, o ortopedista deve ficar especialmente atento às equimoses no tórax e às fraturas das costelas, quanto à possibilidade de contusão pulmonar[13].

A estabilização cirúrgica precoce das fraturas nos primeiros dois dias após a lesão reduz o período de internação, a permanência na Unidade de Terapia Intensiva (UTI) e o tempo de ventilação assistida, além de acarretar um menor índice de complicações[15].

A fixação intramedular, sob o ponto de vista biomecânico, é o método cirúrgico de escolha para o tratamento das fraturas femorais e tibiais (Figura 7).

2 ASSISTÊNCIA DE ENFERMAGEM ÀS VÍTIMAS COM FRATURAS   45

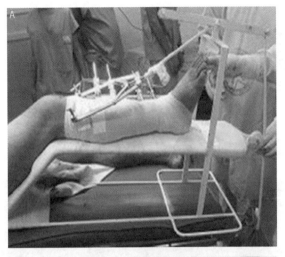

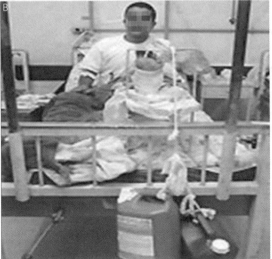

Figura 5   A: tração transesquelética; B: improvisação de pesos. Fonte: arquivo pessoal da autora.

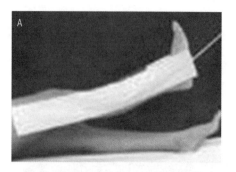

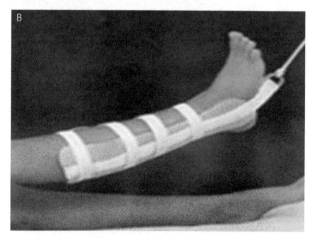

Figura 6 A e B: tração transcutânea. Fonte: arquivo pessoal da autora.

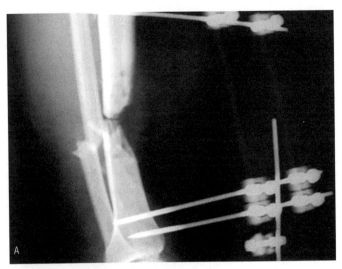
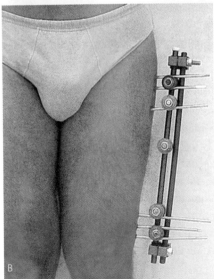

Figura 7 A e B: fixador externo. Fonte: arquivo pessoal da autora.

Assistência de enfermagem

Pacientes com aparelho gessado[15]

Pré-instalação

- Realizar retirada dos pelos quando indicada.
- Orientar o paciente a manter o membro relaxado e imóvel durante o procedimento e orientar sobre o calor que sentirá em decorrência da reação exotérmica que ocorre no momento do contato do gesso natural com a água (aproximadamente 15 minutos).
- Preparar o material necessário, inclusive para anestesia local (bloqueio) quando houver necessidade de redução incruenta da lesão.

Pós-instalação

- No processo de secagem (aproximadamente 48 horas), manter o gesso exposto ao ar, evitando pontos de compressão durante a manipulação.
- Observar sinais de comprometimento neurovascular: perfusão maior que 2 segundos, ausência de pulso distal, edema, diminuição da sensibilidade e motricidade, sensação de formigamento.
- Manter o membro gessado elevado para melhorar o retorno venoso e prevenir o edema.
- Proteger, com plástico, o aparelho gessado durante cuidados higiênicos e eliminações.
- Evitar introdução, no aparelho gessado, de objetos como régua e agulha de tricô quando houver presença de prurido.
- Atentar para sinais de desconforto respiratório que podem estar relacionados com embolia gordurosa ou trombo.
- Realizar mudança de decúbito para o lado oposto ao do aparelho gessado.

Na retirada do aparelho gessado
- Orientar sobre o funcionamento do cortador de gesso (serra de *stryker*) que age com vibração, podendo aquecer o local.
- Após a retirada, proceder à higienização do local e aplicação de produto hidratante.
- Explicar que a rigidez, dor local e atrofia muscular, decorrentes da imobilização prolongada, melhoram com exercícios fisioterápicos.

Pacientes submetidos a tratamento com tração[16]
- Proceder a uma contratração mantendo o leito:
  - na horizontal: membros superiores;
  - em Trendelenburg: membros inferiores.
- Manter os pesos (até 10% do peso do paciente) e a corda de nylon livres de atrito e apoio.
- Preservar o alinhamento da tração.
- Não suspender ou retirar os pesos sem autorização do ortopedista.
- Observar sinais de irritação da pele na tração cutânea e sinais flogísticos no local de passagem do fio de aço na transesquelética, fazendo curativo diário.
- Buscar sinais de comprometimento neurovascular.
- Prevenir o aparecimento de úlceras de pressão.

Tratamento das fraturas expostas

As fraturas expostas devem ser tratadas com limpeza cirúrgica, desbridamento, estabilização da fratura, administração de antibióticos e cobertura precoce das partes moles.

A avaliação e o tratamento dessas fraturas dependem mais da extensão e do grau de gravidade das lesões dos tecidos das partes moles que do tipo da fratura.

O prognóstico nas fraturas expostas é determinado principalmente pela quantidade de tecidos moles desvitalizados causados pela lesão e pelo tipo de contaminação bacteriana. A extensão da desvitalização de tecidos moles é determinada pela energia absorvida pelo membro no momento da lesão.

O objetivo mais importante e final no tratamento das fraturas expostas é restaurar a função do membro e do paciente tão precoce e completamente quanto for possível. Para atingir esse objetivo, o cirurgião deve prevenir infecção, restaurar tecidos moles, obter consolidação óssea, evitar consolidação viciosa e instituir movimentação articular e reabilitação muscular precoces. Desses objetivos, o mais importante é evitar infecção, porque a infecção é o evento mais comum e determinante da ocorrência de consolidação viciosa, pseudartrose e perda da função.

O desbridamento cirúrgico tem por objetivo[17]:

- detectar e remover tecidos/objetos estranhos, principalmente orgânicos;
- detectar e remover tecidos desvitalizados;
- reduzir a contaminação bacteriana;
- desenvolver uma ferida que possa tolerar a contaminação bacteriana subsequente e cicatrizar sem infecção.

A estabilização rígida da fratura não proporciona apenas a consolidação da fratura, mas também facilita o tratamento dos tecidos moles, demonstrando que tem ação profilática contra a infecção. A estabilização das fraturas, tanto com a fixação cirúrgica interna quanto externa, é muito mais eficiente que a imobilização com aparelho gessado, pois mesmo com o gesso, existem movimentos dos fragmentos ósseos, além de o tratamento da ferida ser mais difícil.

Do ponto de vista do paciente, a estabilidade da fratura permite a reabilitação muscular e movimentação articular, facilitando o retorno precoce à sua função.

O processo da cicatrização é estimulado caso o tratamento cirúrgico primário possa ser efetuado dentro das primeiras horas após o traumatismo. Por vezes, não é possível realizar a intervenção imediata por causa de fatores locais, de forma que o tratamento inicial limita-se ao desbridamento.

As perturbações vasculares devidas à ruptura de grandes vasos exigem uma reparação vascular imediata, com estabilização simultânea da fratura.

A obtenção de estabilidade significa a restauração da fratura da forma mais anatômica possível.

A redução da fratura diminui o espaço morto no qual forma-se o hematoma, que é avascular e, portanto, um excelente meio de cultura. Com isso, reduz-se a possibilidade de infecção.

São indicações de fixação interna:
- fraturas intrarticulares;
- fraturas associadas com lesões vasculares;
- idoso;
- fraturas expostas de grau I.

A utilização de fixadores externos vem sendo cada vez mais frequente por serem eficientes e mais seguros nas estabilizações de fraturas expostas.

O fixador externo circular (FEC), também denominado fixador externo de Ilizarov[15] (aparelho de tração-compressão ou distração osteogênica), é um modo de tratamento para fraturas complexas, com perda ou não de massa óssea ou deformidades. É utilizado para manter a rigidez ou estabilidade de estruturas ósseas, com as quais é colocado em contato por meio de fios ou pinos de aplicação percutânea.

O objetivo do tratamento com o fixador externo circular é consolidar a fratura para restaurar a função mecânica do osso e a capacidade de suportar o peso e proporcionar movimento à articulação (Figura 8).

Assistência de enfermagem aos pacientes com fixadores externos

O enfermeiro deve:
- observar sinais de edema e lesão neurovascular;
- estar atento a sinais de sangramento na inserção dos fios metálicos;
- fazer curativos diários;
- observar presença de deformidades nos anéis metálicos;
- manter os anéis limpos.

COMPLICAÇÕES DAS FRATURAS

Estão entre as complicações das fraturas:
1 Osteomielite: o cuidado (viabilidade) com as partes moles e o uso de uma fixação estável permitem a consolidação da fratura e diminuem as infecções.
2 Pseudartroses: são mais frequentes nas fraturas expostas com acentuado deslocamento ou nas fixações ineficientes.
3 Consolidação viciosa: pode necessitar de uma osteotomia, para correção da deformidade.

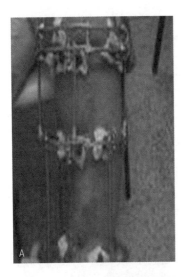
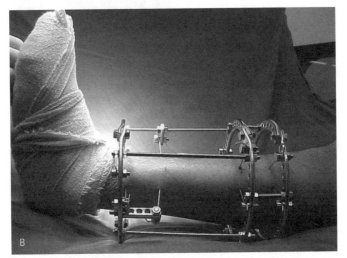

Figura 8 A e B: fixador externo circular.

4 Síndrome compartimental: é mais comum no compartimento anterior. Ocorre quando aumenta a pressão dentro do compartimento muscular envolto por fáscia, fazendo com que o fluxo sanguíneo para os músculos e nervos nesse compartimento fique comprometido, resultando em isquemia e necrose tecidual. O estágio final dessa lesão neuromuscular é denominado contratura isquêmica de Volkman[18]. Ocorre com maior frequência na região da perna, antebraço, glútea, coxa, mãos e pés.

As causas mais frequentes da síndrome compartimental são: hemorragia associada a uma fratura ou lesão vascular e edema do terceiro espaço que se forma quando o tecido muscular isquêmico é reperfundido.

Sinais e sintomas

Estão entre os sinais e sintomas:
- dor mais intensa do que a esperada para o tipo de lesão, que aumenta com o estiramento dos músculos envolvidos;
- parestesia na região do nervo periférico envolvido pela lesão;
- diminuição da sensibilidade ou perda da função do nervo da região acometida pela síndrome compartimental – sinais tardios;
- edema tenso e pulsos palpáveis;
- déficit motor ou paralisia dos músculos envolvidos – sinais tardios.

Para se lembrar dos sinais e sintomas, tem-se a regra mnemônica "5 Ps": dor (*pain*), **p**arestesia, **p**alidez, **p**aralisia e ausência de **p**ulso.

Tratamento

O tratamento inclui liberar qualquer tipo de dispositivo que possa interferir na circulação do membro afetado. Caso não haja melhora, há a indicação da fasciotomia. O atraso na realização desse procedimento pode desencadear rabdomiólise.

Embolia gordurosa

Os êmbolos gordurosos decorrentes da fratura de ossos longos podem deslocar-se pela corrente sanguínea alojando-se, principalmente, nos pulmões, cérebro e olhos. Aliado aos êmbolos, os efeitos tóxicos, locais e sistêmicos dos ácidos graxos livres e dos produtos da lipólise podem alterar a permeabilidade capilar e a coagulação sanguínea[18]. A síndrome da embolia gordurosa é uma manifestação rara, porém grave, podendo manifestar-se dentro de 72 horas após o trauma, por meio de insuficiência respiratória progressiva, alteração do nível de consciência, petéquias (trombocitopenia) e déficit de visão. A imobilização precoce da fratura tem por finalidade também diminuir o risco dessa complicação[12].

Síndrome de esmagamento – rabdomiólise (Crush Syndrome)

A rabdomiólise é definida como uma síndrome clínico-laboratorial que decorre da lise das células musculares esqueléticas, com a liberação de substâncias intracelulares para a circulação sistêmica. Caso não seja tratada, pode desencadear insuficiência renal aguda[18]. A miólise é oriunda da compressão traumática em indivíduos portadores de lesão por esmagamento de volumosa massa muscular, habitualmente envolvendo coxa e/ou panturrilha, e sobretudo lesão de reperfusão.

A rabdomiólise traumática envolve a interrupção física das fibras musculares, assim como um processo de isquemia decorrente da oclusão da circulação muscular.

A lesão das células musculares conduz a uma alteração na homeostasia do cálcio e a depleção de adenosina trifosfato (ATP). O acúmulo da concentração de cálcio livre intracelular desencadeia uma contração persistente, com esgotamento das reservas energéticas e morte celular. Com a perda da integridade celular, ocorre a liberação do conteúdo dos miócitos para a circulação, entre esses a mioglobina.

A mioglobina tem um alto potencial nefrotóxico. Ela é uma proteína heme de baixo peso molecular, sem proteína de ligação plasmática específica, que é filtrada livremente pelo glomérulo. Torna-se detectável na urina com concentração plasmática superior a 300 ng/mL, mas só produz alteração de coloração da urina quando em concentração acima de 100 mg/dL, tornando a urina escura, de cor âmbar. Há a necessidade da coexistência de mioglobinúria com depleção da volemia ou hipoperfusão renal para ocorrer lesão renal aguda (LRA).

A mioglobina contribui para a lesão isquêmica do rim intensificando a vasoconstrição renal, no contexto da depleção de volume. O acúmulo intrarrenal de ferro-heme é responsável pela nefrotoxicidade e consequente lesão renal.

A rabdomiólise pode resultar também em hipovolemia, acidose metabólica, hipocalcemia e coagulação intravascular disseminada.

Entre as manifestações clínicas, estão mialgias, fraqueza, rigidez e contraturas musculares, débito urinário diminuído e alteração da coloração da urina.

O tratamento tem por objetivo o cuidado com a causa da lesão muscular e a prevenção e terapêutica das complicações da rabdomiólise. Dessa forma, a hidratação endovenosa agressiva e precoce (pré-nefrotoxicidade) é uma das medidas terapêuticas mais importantes, procurando manter o débito urinário em 100 mL/hora.

A alcalinização da urina com a administração de bicarbonato de sódio, com o objetivo de atingir um pH urinário de 6,5, é sustentada pela evidência experimental de nefroproteção, permitindo ainda a transferência para o meio intracelular do potássio sérico[19].

A utilização clínica do manitol, na rabdomiólise, baseia-se em evidência consistente do efeito protetor contra a IRA mioglobinúrica.

Os mecanismos nefroprotetores do manitol são:

- diurético de ação proximal – facilita a excreção de proteínas heme e diminui a formação de cilindros tubulares;
- tem propriedades vasodilatadores renais;
- agente osmótico – tem papel importante como agente osmótico na transferência de fluido para o compartimento intravascular, diminuindo o edema intersticial e o risco de síndrome compartimental.

Amputações traumáticas

Amputação traumática se refere à perda de parte ou totalidade de um membro, geralmente acompanhada de perda de sangue. O controle da hemorragia deve ser obtido com um curativo compressivo. Caso o sangramento persista, pode-se utilizar o torniquete.

O tratamento inclui[20]:

- limpar cuidadosamente a parte amputada com ringer lactato (RL);

- envolver com gazes umedecidas com RL, em seguida colocar em um saco plástico;
- colocar a peça coberta em um recipiente plástico com gelo;
- não congelar a peça.

Quanto maior for o tempo de exposição da parte amputada, menor será a chance de reimplante.

O enfermeiro deve estar atento aos problemas psicológicos que o paciente possa manifestar e providenciar o auxílio de um profissional dessa área assim que possível.

Os recentes avanços obtidos com técnicas microcirúrgicas, tanto no campo vascular como no sistema nervoso periférico, associados às modernas técnicas de "reconstrução" óssea e métodos de fixação, como o de Ilizarov, permitiram "salvar" muitos membros que pouco tempo atrás estariam fadados à amputação.

Em 1994, a Academia Americana de Ortopedia, visando a minimizar as controvérsias em relação ao tratamento das fraturas expostas, propôs um consenso sobre as indicações de amputação primária e tardia com base no *Mangled Extremity Severity Score* (MESS) (Quadro 4)[21].

Indicações absolutas imediatas
- Fraturas expostas da tíbia com lesão vascular.
- Lesão do nervo tibial posterior.
- Lesão, esmagamento > 6 horas de isquemia quente.
- Lesão extensa muscular sem condições de reconstrução.
- Lesão associada com risco de vida que inviabiliza cirurgias externas.

Quadro 4 MESS – *Mangled Extremity Severity Score* [21]

Tipo	Características	Lesões	Pontos
Osso/moles	Pouca energia	Feridas puntiformes, fraturas fechadas simples, PAF de pequeno calibre	1
Fratura exposta	Média energia	Vários níveis, luxações, moderados esmagamentos	2
	Alta energia	Explosão	3
	Esmagamento maciço	Lesões graves do tipo ferrovias	4
Choque	Normotenso	Pressão estável	0
	Hipotensão transitória	PA instável. Responde a fluidos EV	1
	Hipotensão prolongada	PA sistólica < 90	2
Isquemia	Não	Pulso presente, sem sinais de isquemia	0
	Leve	Pulso sem sinais de isquemia	1
	Moderada	Sem pulso ao Doppler, enchimento capilar lento, parestesia, motricidade difícil	2
	Avançada	Sem pulso, frio, paralisado, insensível, sem enchimento capilar	3
Idade	< 30 > 30 < 50 > 50		1 2 3

Indicações relativas imediatas
- Politrauma.
- Idade.
- Choque.

Indicações tardias
- Sepse incontrolável.
- Graves contraturas.
- Áreas externas insensíveis.
- Dor crônica.
- Prótese melhor que o membro.

DIAGNÓSTICOS DE ENFERMAGEM NAS LESÕES DE EXTREMIDADES, SEGUNDO A NANDA[22]

- Risco de baixa autoestima.
- Deambulação prejudicada.
- Mobilidade física prejudicada.
- Dor aguda.
- Hipotermia.
- Risco de infecção.
- Risco de integridade da pele prejudicada.
- Risco de disfunção neurovascular.
- Troca de gases prejudicada.
- Risco de desequilíbrio do volume de líquidos.

CONSIDERAÇÕES FINAIS

As lesões musculoesqueléticas devem ser avaliadas e tratadas de modo que a vida e o membro não corram riscos. O reconhecimento da presença de tais lesões tem por objetivo a prevenção de incapacidades e complicações.

O enfermeiro deve lembrar que, mesmo em presença de um paciente que se imagine apresentar somente trauma musculoesquelético, o atendimento deve seguir as prioridades do ABCDE, estabelecido pelo Colégio Americano de Cirurgiões, ou seja, indentificando e tratando de imediato as condições ameaçadoras da vida.

Referências bibliográficas

1 Arruda LRP, Silva MAC, Malerba FG, Fernandes MC, Turíbio FM, Matsumoto MH. Fraturas expostas: estudo epidemiológico e prospectivo. Acta Ortop Bras [online] 2009;17(6):326-30.

2 World Health Organization. Detailed data files of WHO mortality database, 2003 WHO, The Netherlands. Disponível em: http://www.who.int/whosis/database/mort/table1.cfm. Acesso em 20 de março de 2010.

3 Huba MAB, Barbosa de Deus R, Barnabé AS, Oliveira RS, Ferraz RRN. Prevalência de agravos ortopédicos e suas causas em uma população da região Central da Cidade de São Paulo. ConScientrae [online] 2009;8(2):251-257.

4 Colégio Americano de Cirurgiões (Comitê de Trauma). Suporte Avançado de Vida no Trauma para Médicos – Manual do curso para alunos. 7. ed. São Paulo: Prol Editora Gráfica; 2007.

5 Hungria JOS, Mercadante MT. Osteossíntese provisória das fraturas expostas da diáfise da tíbia com fixador externo não transfixante. Rev Bras Ortop [online] 2008;43(1-2):1-11.

6 Richmond J, Egol KA, Koyal KJ. Management of orthopaedic injuries in polytrauma patients. Bull Hosp Jt Dis 2001-2002;60(3-4):162-7.

7 Browne J, Coats TJ, Lloyd DA, Oakley PA, Pigott T, Willett,KJ, Yates DW. High quality acute care for the severely injured is not consistently available in England, Wales and Northern Ireland: report of a survey by the trauma committee, The Royal College of Surgeons of England. Ann R Coll Surg Engl 2006;88(2):103-107.

8 Moreira VC, Garcia IC, Gonzalez JA, Cordero FC, Michel RH. Conducta terapéutica actual en las lesiones severas de extremidades. Rev Cub Med Mil 2002;31(2):110-118.

9 Gustilo RB, Anderson JT. Prevention of infection in the treatment of one thousand and twenty five open fractures of long bones. Retrospective and prospective analyses. J Bone Joint Surg [Am] 1976; 58: 453-458.

10 Munhoz AL, Zumioti AJ, Uip DE, Silva JS. Fatores preditivos de infecção em pacientes com fraturas expostas nos membros inferiores. Acta Ortop Bras [online] 2004;12(1):33-39.

11 Young JWR, Burgess AR. Radiologic Management of Pelvic Ring Fractures: Systematic Radiologic Diagnosis. Baltimore: Urban & Schwarzenberg; 1987.

12 Tile M. Disruption of the pelvic ring: classification. In: Tile M. Fractures of the pelvis and acetabulum. 2. ed. Philadelphia, Williams & Wikins; 1995. pp. 66-101.

13 Silva AGP, Andrade e Silva F, Santos ALG, Luzo CAM, Sakaki AH, Zumiotti AV. Infecção pós-estabilização intramedular das fraturas diafisárias dos membros inferiores: protocolo de tratamento. Acta Ortop Bras [online] 2008;16(5):266-9.

14 Franciozi CES, Tamaoki MJS, Araújo EFA, Dobashi ET, Utumi CE, Pinto JÁ, Ishida A. Trauma na infância e adolescência: epidemiologia, tratamento e aspectos econômicos em um hospital público. Acta Ortop Bras [online] 2008;16(5):261-5.

15 Amaral NP, Giordano V, Gonçalves AP, Fabri HB, Tafas ML, Pallottino A, Arakaki R. Fratura complexa dos ossos do antebraço por projétil de arma de fogo de alta energia: fixação externa *versus* aparelho gessado. Rev Bras Ortop [online] 2007;42(3):47-54.

16 Cunha FM, Figueiredo LA, Coelho LFA, Malheiros DS, Terra DL, Lima CLFA. Fraturas diafisárias de fêmur em crianças e adolescentes. Rev Bras Ortop [online] 2007;15(2):80-3.

17 Catagni MA. Evolução, involução e resolução do aparelho de Ilizarov. Rev Bras Ortop [online] 1998;33:599-602.

18 Rosa NG, Silva G, Teixeira A, Rodrigues F, Araújo JA. Rabdomiólise. Acta Med Por [online] 2005;18:271-82.

19 Rosenberg AD, Bernstein RL. Trauma: perioperative anesthetic management of orthopedic injuries. Anesthesiol Clin North Am 1999;17(1):171-82.

20 Castelli R. Amputaciones postraumaticas ocasionadas por minas antipersonales: experiência en la guerra de Yugoslávia. Rev Asoc Arg Ortop Traumat 2003;68(4):303-11.

21 Lourenço PRB, Franco JS. Atualização do tratamento das fraturas expostas. Rev Bras Ortop [online] 1998;33(6): 436-46.

22 NANDA. Diagnósticos de Enfermagem da NANDA: definições e classificação. Porto Alegre: Artmed; 2008.

Afecções ortopédicas no período neonatal 3

Carla Roberta Monteiro

> **Palavras-chave** Torcicolo congênito; displasia do desenvolvimento de quadril; fratura de clavícula; paralisia obstétrica.
>
> **Estrutura dos tópicos** Introdução. Torcicolo congênito. Pé torto. Displasia do desenvolvimento do quadril. Fratura de clavícula. Paralisia obstétrica. Considerações finais. Referências bibliográficas.

INTRODUÇÃO

O exame físico adequado do recém-nascido envolve, entre outras coisas, avaliação ortopédica acurada, que busca indícios de traumas obstétricos e anomalias congênitas que poderão até mesmo auxiliar na identificação de síndromes. A identificação desses achados pelo enfermeiro pode implicar intervenções precoces e prevenção de futuras incapacidades.

Desse modo, pretende-se por meio deste capítulo apresentar as principais afecções ortopédicas do período neonatal (torcicolo congênito, pé torto, displasia de desenvolvimento do quadril, fratura de clavícula e paralisia obstétrica), acompanhadas dos achados físicos mais comuns e intervenções mais frequentes, com a intenção de instrumentar a prática e a tomada de decisão do enfermeiro que presta cuidados ao neonato.

TORCICOLO CONGÊNITO

Há vários tipos de torcicolo que podem ocorrer no neonato. O torcicolo muscular típico envolve uma massa a partir de um hematoma muscular que surge no esternocleidomastóideo às duas semanas de vida e desaparece durante as 8 a 10 semanas seguintes[1].

Geralmente é causado por um encurtamento do músculo esternocleidomastóideo (SCM), mas pode ser secundário a uma adaptação do músculo em posição anormal da cabeça e do pescoço no útero. A etiologia do encurtamento do músculo SCM é incerta; em muitos recém-nascidos deve-se a uma posição anormal no útero, e em alguns pode ser em razão da distensão do músculo durante o trabalho de parto. Uma hipótese é de que a anormalidade do SCM é secundária a uma síndrome compartimental que ocorre no momento do parto[2].

Achados físicos

Os achados físicos do torcicolo congênito incluem: movimento limitado do pescoço; assimetria de face e crânio; posição inclinada da cabeça; massa na região cervical em 10 a 20 dias do parto; posição ao dormir (o bebê dorme para a lado ipsilateral da face na posição de decúbito ventral e do lado contralateral quando em decúbito dorsal)[2].

Existe um tipo de torcicolo congênito que não está associado com a massa no esternocleidomastóideo nem com alterações na coluna cervical. Nesses bebês, perdura uma contratura miostática do esternocleidomastóideo, provavelmente secundária à posição no útero. Frequentemente, esse tipo de torcicolo está associado à escoliose e à contratura do abdutor de um lado do quadril com rigidez abdutora[1].

Tratamento e considerações de enfermagem

O tratamento inicial é feito por exercícios passivos e pelo posicionamento adequado do recém-nascido no leito. O pescoço deve ser alongado de forma delicada, porém firme, quatro a cinco vezes por dia, na direção da rotação limitada e da flexão lateral. Coxins podem ser utilizados para posicionar a cabeça do bebê, a fim de evitar que ele assuma a posição que o músculo tenso induz[1].

PÉ TORTO

O termo geral pé torto é usado para descrever uma deformidade comum em que o pé se mostra retorcido e fora de sua forma ou posição normal. Não se conhece a causa exata do pé torto. Alguns autores atribuem o defeito ao posicionamento anormal e à restrição dos movimentos no útero, embora as evidências não sejam conclusivas. Outros especialistas apontam como responsável a interrupção ou anormalidade do desenvolvimento embrionário[3].

Epidemiologia

A frequência do pé torto na população geral é de 1:700 a 1:1.000 crianças nascidas vivas, sendo os meninos afetados duas vezes mais que as meninas e a incidência maior em parentes de pessoas acometidas[1,4].

A ocorrência mais frequente é no primogênito, e a associação também com o oligoidrâmnio sugere a influência da pressão no útero[4].

O pé torto unilateral é um pouco mais comum que o pé torto bilateral e pode ocorrer como defeito isolado ou em associação a outras síndromes ou aberrações cromossômicas. O tipo de pé torto que ocorre com mais frequência é a deformidade composta *talipes equinovarus*[3].

É fundamental reexaminar atentamente o tronco e os membros do bebê, procurando sobretudo sinais de displasia do desenvolvimento dos quadris e/ou disrafismo espinal. Recomenda-se o estudo ultrassonográfico dos quadris, mesmo que sejam clinicamente normais, nos pacientes com pé torto congênito idiopático[4].

Achados físicos

As deformidades do pé e tornozelo são descritas de acordo com a posição do tornozelo e do pé. As posições mais comuns envolvem as seguintes variações[3]:
- *talipes varus* – inversão ou inclinação para dentro;
- *talipes valgus* – eversão ou inclinação para fora;
- *talipes equinus* – flexão plantar, em que os dedos se encontram mais baixos que o calcanhar;
- *talipes calcaneus* – dorsiflexão, em que os dedos estão mais altos que o calcanhar.

O exame radiológico dos pés é dispensável na fase inicial. Esses exames podem ser úteis na avaliação do resultado do tratamento instituído, podendo também auxiliar na indicação do tratamento operatório após tentativa frustrada de tratamento clínico[4].

Tratamento e considerações de enfermagem

O tratamento deve ser iniciado no dia do nascimento, se o bebê for estável. A correção do *talipes equinovarus* é efetuada de modo mais confiável pela manipulação e aplicação de uma série de gessos, mantidos até obter-se correção acentuada. A aplicação dos gessos pode variar de intervalo de dias até duas semanas, para se ajustar ao crescimento rápido no início do período neonatal. Os gessos sucessivos possibilitam a distensão gradual das estruturas contraídas do lado medial do pé e a contração gradual das estruturas frouxas da lateral do pé[3].

O cuidado de enfermagem para crianças com correção não cirúrgica do pé torto é o mesmo do que é feito para qualquer criança com gesso:

- espere o gesso secar, se possível ao sol, e mantenha-o descoberto até que esteja completamente seco (24 a 48 horas);
- ao realizar o banho, proteja o gesso de modo que este não entre em contato com a água;
- mantenha o membro engessado elevado sempre que possível;
- realize frequentemente movimentação passiva das articulações acima e abaixo da área engessada;
- não coloque nenhum objeto dentro do gesso, por exemplo: caneta, lápis ou outros objetos pontiagudos;
- atente para sinais como febre, dor, edema, mudança de coloração, temperatura, ausência de pulsação ou incapacidade de mover as extremidades expostas.

Ensinar os pais a cuidar do gesso, identificar os problemas potenciais e possibilitar o desenvolvimento normal da criança dentro das limitações impostas pela deformidade ou pelo tratamento fazem parte das responsabilidades da enfermagem[3].

Quando as medidas conservadoras não forem bem-sucedidas na correção do pé, faz-se necessária a correção cirúrgica[1].

DISPLASIA DO DESENVOLVIMENTO DO QUADRIL

A displasia do quadril constitui-se em uma anormalidade anatômica da articulação do quadril que aparece como resultado de um desvio do desenvolvimento normal, durante o período embrionário, fetal e infantil do crescimento[5].

Há dois tipos básicos de deslocamento congênito dos quadris. O deslocamento de desenvolvimento é o mais comum, o qual é embriologicamente normal; no entanto, como consequência de forças mecânicas dentro do útero e de hormônios maternos que relaxam os tecidos no preparo do parto, o quadril encontra-se deslocado ou deslocável no período perinatal[1].

O tipo menos comum é um quadril teratogênico que se desloca, provavelmente no período embriológico da gestação, e está associado com malformações da pelve e do fêmur[1].

Pode-se dizer que a etiologia da displasia do quadril é multifatorial, com fatores que se inter-relacionam entre si: fatores genéticos (genes ligados ao cromossomo sexual), hormonais (hormônio sexual feminino-estrogênio, progesterona e relaxina que causam o afrouxamento dos ligamentos da cápsula pélvica), mecânicos (oligodrâmnio promove o estreitamento do espaço abdominal, impedindo a versão cefálica do feto) e ambientais (estabelece questões culturais de posicionamento do recém-nascido, com as extremidades pélvicas em extensão e adução total)[5].

Epidemiologia

A incidência do deslocamento de desenvolvimento dos quadris é de 1,5 a 20 casos por 1.000 nascimentos. Ocorre com mais frequência em meninas (6:1), de etnia branca, com apresentação de nádegas na gestação a termo e com histórico positivo na família. Um quinto dos casos envolve ambos os quadris, e nos casos em que há apenas um quadril envolvido, o quadril esquerdo é afetado em frequência três vezes maior que o direito. Há ainda alta prevalência em primogênitos e em crianças nascidas por cesárea[1,3,5].

A prevalência em primogênitos decorre do elevado tônus muscular em primíparas. A posição fetal pélvica relaciona-se ao aprisionamento da pelve do feto em relação à pelve materna, ocasionando extrema flexão do quadril, extensão nos joelhos e maior adução. O aumento da afecção em cesáreas consiste na presença de distócias do canal de parto que alteram os diâmetros pélvicos, condicionando a inadequação do posicionamento fetal[5].

Achados clínicos

Em relação ao exame físico, deve-se considerar para validação:

- sinal de Galeazzi – Dobras assimétricas na pele, abdução limitada e fêmur parecendo encurtado. Esses sinais se desenvolvem até o final de seis semanas e estabelecem o encurtamento dos joelhos flexionados[1,5];
- manobra de Ortolani – A cabeça do fêmur é levantada dentro do acetábulo quando a coxa é abduzida e flexionada. O quadril é deslocado por essa manobra até seis a oito semanas de

vida. Pode ser negativa nos casos de deslocamento teratogênico. Esse sinal detecta a existência de luxação[1,5];

- manobra de Barlow – Deslocamento do quadril em adução. Determina a instabilidade do quadril[1,5].

Contudo, essas manobras não constituem fator determinante para o diagnóstico e, por isso, devem ser complementadas por exames de imagem.

No neonato, radiografias de quadril não servem, necessariamente, como diagnóstico, embora em algumas o quadril apareça deslocado lateralmente, na projeção anteroposterior.

A ultrassonografia (USG) é o método diagnóstico de escolha para o neonato, servindo também para acompanhar o progresso de desenvolvimento acetabular durante o tratamento. A USG tem como objetivo avaliar a morfologia do acetábulo, com a relação da cabeça femoral ao acetábulo, e a estabilidade do quadril[1,5].

Outros métodos de imagem como a tomografia computadorizada (TC) e a ressonância magnética (RM) são de pouca utilização, em decorrência do elevado custo dos procedimentos e ainda por requererem o uso de anestesia geral em pacientes pediátricos.

Todos os recém-nascidos devem ser submetidos a exames dos quadris nas visitas perinatais de rotina nos primeiros três meses[1].

Tratamento e considerações de enfermagem

O tratamento, se possível, deve ser iniciado logo que a condição for reconhecida e definida conforme a idade do paciente e a gravidade da luxação, variando desde o uso de técnicas conservadoras, como aparelhos de Frejka e Pavlik, até procedimentos cirúrgicos.

A fralda de Frejka, bastante usada nos berçários, consiste em uma almofada de borracha firme com feltro, um material impermeável. A almofada faz parte de um suspensório que é ajustado ao corpo da criança, colocada entre as coxas para manter a abdução e flexão em 90°.

A armadura de Pavlik é o molde de escolha desde o nascimento até os seis meses de vida. A ação do suspensório de Pavlik está baseada no princípio de redução em flexão, evitando uma posição de abdução forçada da articulação[6].

Quando a opção é o uso de suspensório, é necessário que a criança seja examinada com frequência para avaliar sua aplicação correta, geralmente a cada semana. A abdução excessiva, decorrente de faixas posteriores apertadas, pode causar necrose avascular. O aparelho é mantido continuamente até a estabilização clínica e radiográfica do quadril, por cerca de três a seis meses. Em caso de falha de uso do suspensório, a opção é a redução incruenta e a imobilização com aparelho gessado (precedido por um período de tração)[1,3,6].

O enfermeiro está em uma posição singular para detectar a displasia de quadril. Durante o processo de avaliação e as atividades rotineiras de cuidados ao neonato, o enfermeiro deve estar atento aos sinais de displasia.

Além disso, o enfermeiro é responsável por ensinar os pais a aplicar e manter os aparelhos de redução. É importante que os pais entendam o uso correto do aparelho e a importância de inspecionar a pele sob o aparelho em casos de irritações e lesões. Talcos e loções não são usados, porque tendem a se acumular sob as alças do aparelho ou roupas.

É imperativo que enfermeiros, pais e outros responsáveis pelo cuidado entendam que crianças em aparelhos corretivos devem ser envolvidas em todas as atividades de qualquer criança na mesma faixa etária[3].

FRATURA DE CLAVÍCULA

Trabalho de parto longo e difícil – particularmente com a posição de nádegas, feto grande ou sofrimento fetal que faça necessária a extração rápida – aumenta a probabilidade de ocorrer uma lesão ao nascimento. As fraturas no parto quase sempre envolvem a clavícula, o úmero ou o fêmur. É raro ocorrerem fraturas abaixo do cotovelo ou do joelho no parto, em um lactente normal[1].

Achados clínicos

As fraturas de clavícula podem ser assintomáticas se não houver deslocamento. Quando há deslocamento, elas normalmente são dolorosas[1].

Muitas vezes, se ouve e/ou se consegue palpar uma crepitação em um exame mais detalhado. Via de regra, a radiografia revela fratura completa com sobreposição dos fragmentos[8].

Deve-se suspeitar de fratura se o recém-nascido exibir uso limitado do braço afetado, má posição do braço, reflexo de Moro assimétrico, edema ou hipersensibilidade local ou chorar de dor quando o braço for movimentado[7].

Provocar o sinal de chale ou cachecol (estender o braço pelo tórax em direção ao ombro oposto) para a avaliação da idade gestacional é contraindicado se houver suspeita de fratura de clavícula[7].

Tratamento e considerações de enfermagem

A fratura pode ser tratada enfaixando-se os braços ao tórax com enchimento colocado na axila e cotovelo flexionado a 90°, ou utilizando-se uma bandagem em forma de oito para imobilizar a fratura. Em oito ou dez dias, o calo ósseo é suficiente para que a imobilização seja interrompida[1].

Ocasionalmente, para imobilização e alívio da dor, o braço do lado da clavícula afetada pode ser fixado ao corpo, prendendo-se a manga da camisa ou utilizando-se uma tipoia triangular[7].

É importante manter o alinhamento correto do corpo, colocar e tirar cuidadosamente as roupas do recém-nascido e realizar procedimentos que apoiem o osso afetado. Deve-se evitar o decúbito lateral sobre o lado acometido e atentar para os sinais de dor, realizando analgesia quando indicado.

Os pais de recém-nascidos portadores de fratura devem ser envolvidos nos cuidados com o bebê durante a hospitalização como parte do planejamento de alta para os cuidados domiciliares[7].

PARALISIA OBSTÉTRICA

A neuropatia traumática do plexo braquial é uma das lesões mais comuns ao nascimento. É provocada comumente pela tração e flexão lateral do pescoço. Na apresentação cefálica, ocorre por tração e flexão lateral aplicadas para liberar os ombros de bebês grandes. Na apresentação em nádegas, ocorre por tração e flexão lateral para liberar a cabeça[1].

Há três tipos de paralisia obstétrica. O tipo plexo superior é chamado Erb-Duchenne. Nesse caso, as raízes nervosas da C5 e da C6 são afetadas, e as raízes da C7 estão menos envolvidas. No tipo plexo inferior, conhecido como paralisia de Klumpke, estão envolvidas as raízes da C8 e da T1. O terceiro tipo compreende o envolvimento total de todas as raízes que formam o plexo. Toda a extremidade fica flácida[1].

Achados físicos

As manifestações clínicas da paralisia de Erb estão relacionadas com a paralisia da extremidade e dos músculos afetados. O braço permanece dependurado ao longo do lado do corpo. O ombro e o braço ficam aduzidos e giram internamente. O cotovelo permanece estendido, e o antebraço permanece pronado com o punho e os dedos flexionados.

Na paralisia do plexo inferior, os músculos das mãos ficam paralisados com consequente queda do punho e dos dedos relacionados.

Nas formas graves da paralisia, todo o braço fica paralisado e dependurado imóvel ao lado do corpo[7].

Tratamento e considerações de enfermagem

O tratamento precoce da paralisia obstétrica é conservador. Naturalmente, a recuperação depende do grau de lesão. Quando a lesão for uma neuropraxia, a recuperação completa, em geral, se dará em algumas semanas. Quando for neurotomese, ou avulsão completa, não haverá recuperação. Como não é possível dizer que grau de lesão está presente, todas devem ser tratadas para prevenir lesão adicional do plexo, por meio de manuseio delicado[1].

O braço precisa ser protegido nos primeiros quatro ou cinco dias até que o edemaciamento tenha cedido. Podem estar indicadas talas de sustentação para manter o pulso e a mão em bom alinhamento. Após esse período, as articulações do braço podem ser tratadas com uma variedade de movimentos passivos diversas vezes por dia, para a manutenção da flexibilidade. O bebê deve ser conscientizado de que a extremidade é parte dele. Os músculos paralisados devem ser mantidos em posição de relaxamento durante parte do dia, tendo-se cuidado para que não ocorra contração dos músculos protegidos[8].

Sequelas, mesmo nas paralisias mais leves, incluem a formação de asa escapular e perda da abdução do ombro e da supinação do cotovelo. Complicações mais sérias incluem perda do crescimento ósseo, perda persistente de sensação e completa falta de percepção do braço pelo bebê, mesmo com boa recuperação neuromotora e sensorial[8].

Os cuidados de enfermagem para o recém-nascido com paralisia braquial estão relacionados principalmente com o posicionamento correto do braço acometido. Na paralisia do braço, este fica abduzido 90° com rotação lateral do ombro, flexão de 90° do cotovelo, supinação completa do antebraço e leve extensão do punho de forma que a palma da mão gire em direção à face[7].

Ao vestir o recém-nascido, deve-se dar preferência especial ao braço afetado. Primeiramente, deve-se tirar a roupa pelo braço não acometido, e depois começar a vestir novamente pelo braço afetado para evitar manipulação desnecessária e estresse dos músculos paralisados[7].

CONSIDERAÇÕES FINAIS

Diante do exposto, fica evidente a importância da observação clínica acurada do enfermeiro, que é capaz de detectar ainda no período neonatal afecções que, se não adequadamente assistidas, podem gerar incapacidades que acompanhem o indivíduo em sua infância e vida adulta.

Ainda, é imperativa a participação desse profissional dentro da equipe, no que diz respeito aos cuidados diretamente prestados, nas orientações fornecidas aos cuidadores e familiares, pelo seu envolvimento no cuidado à criança e pela reabilitação e inserção social do indivíduo que venha a apresentar alguma incapacidade.

Referências bibliográficas

1 Griffin PP. Ortopedia. In: Avery GB, Fletcher MA, MacDonald MG. Neonatologia: Fisiopatologia e tratamento do recém-nascido. 4. ed. Rio de Janeiro: Medsi; 1999. pp. 1178-92.

2 Kasser JR. Problemas ortopédicos. In: Cloherty JP, Stark AR. Manual de neonatologia. 4. ed. Rio de Janeiro: Medsi; 2000. pp. 573-7.

3 Wong DL. Problemas de saúde do recém-nascido. In: Enfermagem Pediátrica – elementos essências à intervenção efetiva. 5. ed. Rio de Janeiro: Guanabara Koogan; 1999. pp. 196-8.

4 Guarnieiro R, Barros FF. Pé torto congênito idiopático. In: Marcondes E, Vaz FAC, Ramos JLA, Okay Y. Pediatria básica: pediatria clínica especializada. 9. ed. São Paulo: Sarvier; 2005. pp. 639-641.

5 Pires KA, Melo MRAC. Luxação congênita do quadril: uma abordagem inicial. Medicina Ribeirão Preto 2005;38:143-149.

6 Guarnieiro R, Godoy Jr RM. Displasia de desenvolvimento do quadril. In: Marcondes E, Vaz FAC, Ramos JLA, Okay Y. Pediatria básica: pediatria clínica especializada. 9. ed. São Paulo: Sarvier; 2005. pp. 639-41.

7 Wong DL. A criança com disfunção musculoesquelética ou articular. In: Enfermagem Pediátrica – elementos essências à intervenção efetiva. 5. ed. Rio de Janeiro: Guanabara Koogan; 1999. pp. 196-8.

8 Eng GD. Doença neuromuscular. In: Avery GB, Fletcher MA, MacDonald MG. Neonatologia: fisiopatologia e tratamento do recém-nascido. 4. ed. Rio de Janeiro: Medsi;1999. pp. 1163-77.

Assistência de enfermagem à criança com afecções ortopédicas traumáticas

4

Arlete M. M. Giovani
Ana Maria Carlos
Luiz Augusto U. Santos
Graziela Guidoni Maragni
Thaís Q. Santolim

> **Palavras-chave** Enfermagem; reabilitação; trauma; cuidados especializados.
>
> **Estrutura dos tópicos** Introdução. Considerações sobre fraturas em crianças. Fraturas mais comuns. Acolhimento da criança e do seu acompanhante na Unidade de Internação. Tratamento das fraturas em pediatria. Uso de fixadores externos. Criança com tração. Retalhos microcirúrgicos. Assistência de enfermagem a pacientes pediátricos portadores de fraturas. Criança em antibioticoterapia. Referências bibliográficas.

INTRODUÇÃO

As afecções ortopédicas e traumatológicas da criança e do adolescente, por suas características especiais relacionadas às fases específicas do desenvolvimento do sistema locomotor, requerem dedicação e assistência de uma equipe interdisciplinar. Exigem conhecimentos e experiência quanto a biologia, fisiologia, psicologia, patologias do desenvolvimento características do trauma, exames diagnósticos e tratamentos relacionados ao comprometimento da anatomia e da função do aparelho locomotor da criança e do adolescente.

Muitas são as afecções ortopédicas que podem acometer a criança ou o adolescente, sendo de fundamental importância o diagnóstico precoce e preciso, para o planejamento adequado do tratamento.

O tratamento pode envolver cirurgias, imobilizações gessadas e trações. O enfermeiro deve individualizar a assistência, inter-relacionando os conhecimentos da afecção de base com o tratamento utilizado[1].

Independentemente do motivo da internação (trauma ou cirurgia eletiva), ela poderá levar a um quadro de angústia, relacionada ao tratamento e à utilização de aparatos ortopédicos para esse fim, tanto por parte da família quanto do paciente. É essencial que toda a orientação prévia seja dada ao cuidador e ao paciente.

Deve-se concordar que a tecnologia trouxe, sem dúvida, alguns aspectos positivos para a população em geral. Porém, por outro lado, houve um aumento do número e da gravidade dos traumas, principalmente daqueles que acometem o sistema locomotor. As fraturas expostas e as lesões osteoarticulares tornaram-se complexas e impuseram um grande desafio ao tratamento e à recuperação das funções acometidas. Obviamente, o desenvolvimento da farmacopeia, em especial a classe dos analgésicos, anti-inflamatórios e anti-infecciosos e o seu uso como agente adjuvante no tratamento dessas lesões, agregaram uma grande contribuição na recuperação desses pacientes.

CONSIDERAÇÕES SOBRE FRATURAS EM CRIANÇAS

As fraturas são lesões muito associadas às crianças, em vários casos relacionadas às atividades, brincadeiras e peraltices cotidianas desenfreadas. Associado a isso, o osso da criança passa por alterações de crescimento, o que consequentemente interfere na resistência, plasticidade e rigidez do esqueleto. Sabe-se que a consolidação óssea na criança é mais rápida que no adulto[2], além do fato de a criança ter a capacidade de remodelagem, que pode até corrigir algumas fraturas de forma espontânea.

Fraturas que acometem as placas epifisárias são frequentes na adolescência. Durante o crescimento abrupto, a porção pericondral circunjacente torna-se mais delgada e mais suscetível a fraturas.

Outra temática com a qual o enfermeiro deve ter atenção são as fraturas decorrentes de maus-tratos. Sabe-se que contusões em mento, cotovelos, joelhos e tornozelos são esperadas em crianças que estão aprendendo os primeiros passos. Entretanto, fraturas em porção posterior de costelas, de escápula, de esterno e do tipo "lasca" em região metafisária, além de contusões em pescoço, abdome, pernas, braços, parte posterior da cabeça e órgãos genitais, devem ser investigadas sobre a possibilidade de violência contra a criança. Durante o cuidado, o enfermeiro deve procurar identificar comportamentos incomuns dos pais e da família, situação social, tensões e dificuldades de explicações de situações que precederam ao trauma.

FRATURAS MAIS COMUNS

As regiões de maior incidência de fraturas durante a infância envolvem as regiões fisárias e concentram-se nos membros superiores, principalmente no rádio e úmero distal (Tabela 2). Crianças que praticam esporte possuem incidência maior de fraturas em ossos longos e de lesões em placa de crescimento[3].

Tabela 1 Fraturas mais frequentes em pediatria nos membros inferiores (adaptada de Alonso JE. Princípios AO do tratamento de fraturas; 2002[3])

	Região acometida	Tratamento
Fraturas periarticulares e articulares	Envolvem a fise e/ou metáfise e/ou epífise	**Conservador** na grande maioria: redução fechada, imobilização ou tração **Cruento:** para fraturas expostas e politrauma
Fraturas de fêmur	Proximal: Fraturas de colo femoral	**Cruento:** para fraturas de colo femoral pela proximidade de vasos e possibilidade de trombose (fixação interna com parafusos)
	Diafisário: Fraturas subtrocantéricas e diafisárias	**Conservador:** para menores de 6/8 anos (tração esquelética) **Cruento:** fixação interna para crianças maiores. Uso de placas e parafusos
	Distal	Se não reduzidas ou mantidas reduzidas, sugere-se redução cruenta com parafuso interfragmentar
Fraturas de tíbia	Proximal: Fratura de tuberosidade Fratura intercondilar	**Cruento:** fixação interna com banda de tensão na tuberosidade e com parafusos interfragmentares nas fraturas intercondilares
	Diafisária	**Conservador:** na maioria dos casos é realizada redução incruenta e imobilização ou tração **Cruento:** para as fraturas expostas ou fechadas com contusão ampla de partes moles, lesões vasculares e nervosa associada
	Distal	**Cruento:** pela dificuldade de redução e necessidade de fixação interna, principalmente quando a linha de fratura cruza a epífise e a placa epifisária.

ACOLHIMENTO DA CRIANÇA E DO SEU ACOMPANHANTE NA UNIDADE DE INTERNAÇÃO

O acolhimento da criança hospitalizada deve iniciar-se já no momento da internação, assegurando-lhe o direito de ter como acompanhante um familiar significativo, seja o pai, a mãe ou outro cuidador. O enfermeiro deve orientá-los sobre a rotina hospitalar, horários, procedimentos e visita.

A situação de internação de uma criança ou adolescente, em geral, é um momento delicado para a família e requer reconfiguração da rotina de vida e assimilação do processo de adoecimento. O momento da hospitalização é uma experiência marcada pela ruptura com o cotidiano da escola, dos amigos, da família e das brincadeiras. "A atividade e a liberdade características da infância são substituídas pela passividade, deixando-se poucas opções para que a criança faça escolhas", segundo Mitre[4].

A hospitalização é uma experiência estressante que envolve profunda adaptação da criança às várias mudanças que acontecem no seu dia a dia. Contudo, pode ser amenizada pelo fornecimento de certas condições como: presença de familiares, disponibilidade afetiva dos trabalhadores da saúde, informação e atividades de recreação, entre outras. Deve-se ressaltar que a lei n. 11.104, de 21 de março de 2005, dispõe sobre a obrigatoriedade de instalação de brinquedotecas nas unidades de saúde que ofereçam atendimento pediátrico em regime de internação[5].

Todo procedimento a ser realizado deve ser explicado à criança, principalmente quando causar dor. É importante que ela saiba o porquê da realização do procedimento e o real desconforto que ele causará. Isso diminuirá sua ansiedade e fará com que ela confie e acredite na equipe. Mentir para a criança só irá piorar a relação, uma vez que ela se negará a colaborar caso sinta-se enganada. A criança deve se sentir parte importante do tratamento.

O cuidador tem grande importância na assistência e deve também ser integrado ao cuidado, até porque ninguém melhor do que ele conhece a criança e suas necessidades. A criança se sentirá mais segura se ele estiver por perto, acalmando-a e participando dos cuidados.

A reação da criança diante de eventos excitantes, irritantes, felizes e amedrontadores exige adaptação, visto que inclui mudanças psicológicas, físicas e químicas no seu organismo. Alguns eventos são fatores que têm um potencial para causar desequilíbrio entre demandas ambientais e recursos individuais e têm sido relacionados a comportamentos-problema, particularmente quando esses eventos alteram o ambiente da criança de forma substancial[6].

A boa relação do paciente e cuidador com a equipe promoverá uma relação de confiança, tornando o ambiente hospitalar mais agradável e acolhedor. É importante ouvir o paciente e o cuidador, considerar queixas, tirar dúvidas, envolvê-los e empoderá-los ao cuidado, preparando-os a todo o momento para a alta hospitalar.

TRATAMENTO DAS FRATURAS EM PEDIATRIA

As fraturas podem ser tratadas de forma conservadora (redução fechada), com o uso de aparelho gessado, ou cirúrgica (redução cruenta ou incruenta com fixação percutânea) (Tabela 2). Para o tratamento dessas fraturas, pode-se lançar mão de diversos aparatos e técnicas descritas a seguir, como o aparelho gessado, fixadores externos, trações e retalhos microcirúrgicos. Quando se optar pela intervenção cirúrgica, haverá a aplicação de algum tipo de implante (placa de aço, parafuso, haste de titânio, pinos intramedulares etc.), que é fixado ao osso para buscar a estabilização rígida. Em alguns casos, essa estabilização dispensa o uso do aparelho gessado, o que certamente traz vantagens ao tratamento, pois não há imobilização de articulações adjacentes ao foco da fratura. Entretanto, a cirurgia tem seus riscos e complicações. Em especial, chama a atenção a prevenção de infecções pós-operatórias e a necessidade de uma atenção especial do enfermeiro na antibioticoterapia, que também será abordada a seguir.

Tabela 2 Fraturas mais frequentes em pediatria nos membros superiores (adaptada de Alonso JE. Princípios AO do tratamento de fraturas; 2002[3])

	Região acometida	Tratamento
Fraturas de úmero	Proximal e diafisária	**Conservador:** para a maioria das fraturas com auxílio de tipoia ou eventual tração. Entretanto, para as separações da placa fisária, há necessidade de intervenção cirúrgica
	Distal	**Conservador:** para menores de 6/8 anos (tração esquelética) **Cruento:** fixação interna para crianças maiores. Uso de placas e parafusos
	Distal Fraturas supracondilares	**Conservador:** para a maioria das fraturas supracondilares, procede-se à redução incruenta sob anestesia e imobilização com aparelho gessado com o membro em flexão. Nos casos de redução instável ou risco de síndrome compartimental, é realizada redução incruenta fechada seguida de fixação *in situ* com fio de Kirschner para estabilização dessa redução. A tração, quando utilizada, deve ser elevada acima da cabeça ("ao Zênite") **Cruento:** para as fraturas irredutíveis com interposição de partes moles, lesão vascular ou nervosa

Fraturas do antebraço	Proximal, cabeça e colo do rádio	**Cruento:** na maioria dos casos de fratura que envolvem a cabeça do rádio pelo risco de necrose avascular e fechamento prematuro da placa fisária. Fixação por meio de fios de Kirschner e aparelho gessado
	Diafisária	**Conservador:** o tratamento conservador é bem indicado para as fraturas diafisárias de ossos do antebraço **Cruento:** para fraturas mal reduzidas, com posterior fixação com placa ou intramedular. No trauma múltiplo, deve ser realizada estabilização cirúrgica com fixador externo
	Distal	**Conservador:** local de maior incidência de fraturas na infância e quase sempre tratadas de forma conservadora (redução incruenta e uso de aparelho gessado)

Criança com aparelho gessado

Desde a antiguidade, os seres humanos são expostos a lesões traumáticas, e técnicas de imobilização são empregadas. Os egípcios são reconhecidos até hoje por suas habilidades no manejo de imobilizações descritas em detalhes nos papiros egípcios. Hipócrates e Celso descreveram técnicas de imobilização de fraturas com aparelhos de madeira. Relatos do cirurgião árabe El Zahra (936-1013 d.C.) abordam o tratamento de fraturas com o uso de duas camadas de ataduras de estopa sobre a área edemaciada. Gersdorf publicou ilustrações em 1517 de um método de fixação de fraturas com talas de madeira fixadas com cavilhas canuladas[7].

A atadura de gesso foi proposta inicialmente por Antonius Mathijsen em 1852, na Holanda. Mathijsen descreveu as principais características de suas atividades como cirurgião militar. Esse tipo de atadura permitia segurança no transporte de soldados feridos até as áreas de apoio; podia ser usada prontamente; tornava-se rígida em curto intervalo de tempo; era adaptável ao local instalado; e apresentava baixo custo e peso não muito elevado[7].

O gesso é uma substância branca em pó, produzida a partir do mineral gipsita composto basicamente de sulfato de cálcio hidratado. Quando acrescido de água, sofre uma reação química exotérmica (libera calor), que resulta em um precipitado de sulfato de cálcio dihidratado ($CaSo_4 \cdot 2H_2O$) contendo cristais que aumentam de tamanho na medida em que consomem mais água. Ao final dessa reação, os cristais aumentados se entrelaçam e formam um corpo sólido e rígido. O processo completo dura cerca de 8 a 12 minutos[8].

A indicação do aparelho gessado na área de ortopedia de traumatologia está relacionada ao tratamento de pacientes portadores de fraturas (perda da continuidade óssea por trauma), indivíduos submetidos a cirurgias ortopédicas, pacientes com malformações congênitas e adquiridas, luxações (perda de afrontamento articular) e entorses (movimento anormal de uma articulação, com ruptura ou estiramento ligamentar sem que haja perda do afrontamento ósseo)[9,10]. Os principais objetivos de um aparelho gessado são:

- imobilização de fragmentos ósseos em fraturas e no pós-operatório;
- estabilidade de articulações com ou sem abordagens cirúrgicas;
- correção de deformidades;
- método complementar para cicatrização de partes moles;
- método preventivo de complicações relacionadas à mobilização articular;

Classificação dos aparelhos gessados

Gesso circular

Imobilizações que recobrem todo o diâmetro do membro imobilizado, acrescido ou não de recortes (janelas) para acesso às partes moles.

Goteiras ou talas gessadas

Imobilizações provisórias que recobrem três quartos da circunferência do membro imobilizado, mantidas em posição por um enfaixamento com bandagem elástica (Figura 1).

Indicações:
- traumas agudos em que a presença de edema impede a confecção de aparelho gessado circular;
- contusões;
- fraturas estáveis em crianças por curto espaço de tempo;
- aparelhos gessados em membros superiores.

Goteira braquiopalmar (Figura 2)

Indicações:

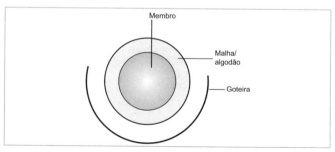

Figura 1 Representação de uma goteira gessada.

- fraturas impactadas na região do terço proximal de úmero;
- fraturas oblíquas na região do terço médio de úmero.

Goteira e gesso circular antebraquiopalmar (Figura 3)

Indicações:
- fraturas de punho;
- fratura do terço distal do antebraço;
- contusões, torções e sinovites de punho.

Aparelho gessado circular toracobraquial (Figura 4)

Indicações:
- fraturas e tratamento de pseudartrose na parte proximal do úmero.

Goteira antebraquiomanual (Figura 5)

Indicações:
- lesões articulares nas mãos (metacarpais e falanges).

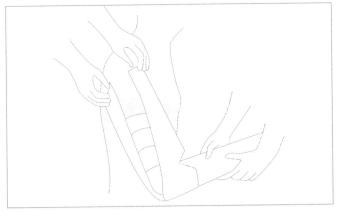

Figura 2 Goteira braquiopalmar pendente.

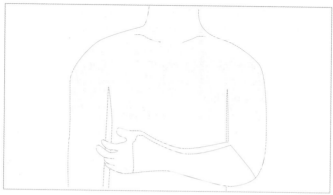

Figura 3 Aparelho gessado antebraquiopalmar.

Goteira braquiopalmar (axilopalmar) (Figura 6)

Indicações:
- fraturas nos 2/3 proximais do antebraço;
- fraturas de cotovelo;
- fraturas no terço distal do braço;

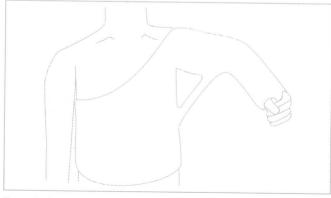

Figura 4 Gesso toracobraquial.

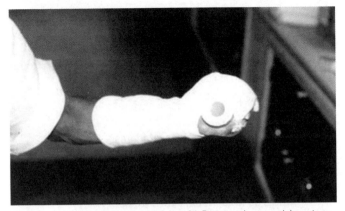

Figura 5 Gesso antebraquiomanual (em garrafa). Fonte: arquivo pessoal dos autores.

- contusões de braço, antebraço e cotovelo;
- pós-redução em luxações de cotovelo.

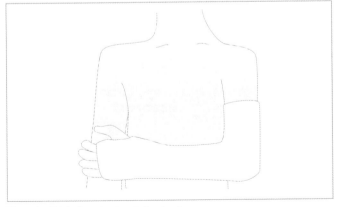

Figura 6 Goteira braquiopalmar (axilopalmar).

Luvas gessadas com ou sem inclusão do primeiro quirodáctilo (polegar) (Figura 7)

Indicações:
- fraturas de ossos do metacarpo, carpo, parte distal do rádio e da ulna;
- entorses de punho.

Aparelhos gessados em membros inferiores

Goteira ou gesso suropodálico (bota gessada) (Figuras 8 e 9)

Indicações:
- fraturas da tíbia, fíbula e tornozelo;
- pós-operatório de correção de pé torto congênito;
- entorses no pé e tornozelo.

Goteira ou gesso inguinopodálico e inguinomaleolar (pé excluso) (Figuras 10 e 11)

Indicações:
- fraturas nos 2/3 proximais dos ossos da perna;

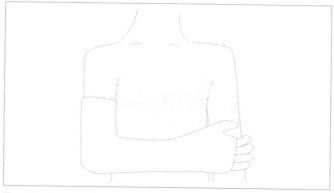

Figura 7 Luva gessada com inclusão do polegar.

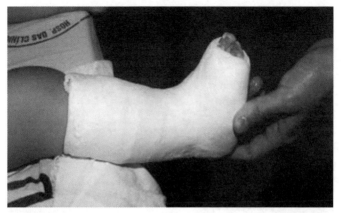

Figura 8 Bota gessada ou gesso suropodálico. Fonte: arquivo pessoal dos autores.

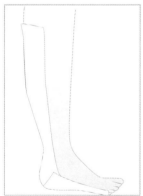

Figura 9   Goteira suropodálica.

- contusões na perna e na coxa;
- fraturas e luxação da patela;
- fraturas, luxações e entorse do joelho.

Gesso pelvipodálico e calção gessado (Figuras 12, 13 e 14)
  Indicações:

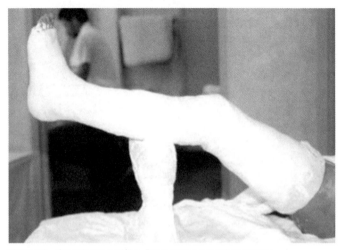

Figura 10 Gesso inguinopodálico. Fonte: arquivo pessoal dos autores.

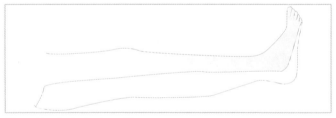

Figura 11 Goteira inguinopodálica.

- fraturas do quadril ou imobilização dessa região após cirurgias (displasia congênita do quadril e artroplastias);
- fraturas do fêmur;
- fraturas de ossos da cintura pélvica.

Possuem abertura na região dos genitais para as necessidades fisiológicas e cuidados de higiene.

4 ASSISTÊNCIA DE ENFERMAGEM À CRIANÇA COM AFECÇÕES ORTOPÉDICAS TRAUMÁTICAS

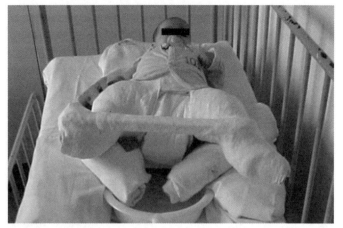

Figura 12 Gesso pelvipodálico. Fonte: arquivo pessoal dos autores.

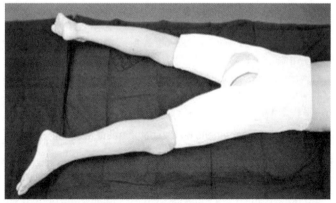

Figura 13 Calção gessado.

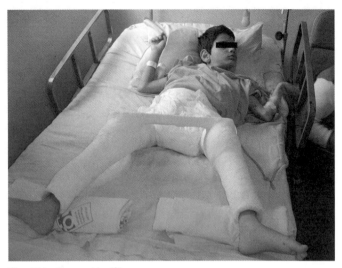

Figura 14   Gesso pelvipodálico.

Aparelhos gessados em tronco e cabeça

Colete gessado e gesso minerva (Figuras 15 e 16)
   Indicações:
   - fraturas na coluna lombar;
   - fraturas na coluna cervical.

Vantagens e desvantagens no uso do aparelho gessado

As imobilizações com o uso do gesso convencional levam a resultados satisfatórios. Entretanto, seu uso por tempo prolongado pode resultar em sequelas de partes moles, que podem ser prevenidas por meio de orientação e exame clínico dos profissionais de saúde.

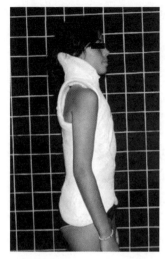

Figura 15 Colete gessado.

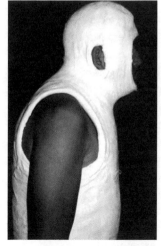

Figura 16 Gesso minerva.

As principais vantagens das imobilizações gessadas são:
- odor neutro e atóxico;
- facilidade de moldagem;
- radiotransparência;
- baixo custo;
- resistência.

As desvantagens incluem:
- tempo de espera muito longo até secagem completa (48 horas);
- difícil higienização;
- adesão de impurezas e deterioramento com umidade;
- peso e volume elevado;
- emissão de resíduos em sua aplicação, comprometendo a limpeza do ambiente.

São complicações relacionadas ao uso do aparelho gessado:
- Edema: processo decorrente da estase venosa pela compressão de veias e artérias por saliências, recortes defeituosos, aparelhos apertados ou mesmo modelagem incorreta.
- Lesões de pele: causada por técnica inadequada de confecção do aparelho gessado, a qual produz compressão em regiões de protuberâncias ósseas mal protegidas, introdução de corpos estranhos, atrito dos aparelhos gessados contra a pele ou mesmo dermatites por aquecimento e falta de higiene local. Inicialmente, o paciente refere desconforto ou mesmo dor contínua no local. Entretanto, com o passar do tempo, pode haver analgesia local por compressão nervosa, o que dificulta o diagnóstico e aumenta o grau das lesões.
- Paralisia de nervos periféricos: compressão que leva o paciente a referir formigamento do membro imobilizado, podendo comprometer a mobilidade de extremidades.

- Síndrome compartimental (Volkmann): o aumento da pressão dentro de compartimentos pode ser agravado pelo aparelho gessado, produzindo isquemia tecidual.
- Atrofia muscular exagerada: decorrente de orientação inadequada em relação à movimentação da porção não imobilizada do membro.
- Rigidez articular: geralmente consequência da prolongada imobilização sem os necessários cuidados fisioterápicos.
- Dispneia: causada pela dificuldade da expansibilidade torácica decorrente de compressão pelo colete gessado. Resultado da não observação dos limites da caixa torácica alcançados durante a inspiração.
- Edema de janela: pode ocorrer quando há necessidade de abertura do gesso (janelas) para acesso de partes moles para cuidado da ferida cirúrgica ou lesões de pele. A não recolocação do tampão leva ao abaulamento de tecidos pela pressão exercida pelos compartimentos musculares contra a abertura, podendo evoluir para isquemia local e necrose.

USO DE FIXADORES EXTERNOS

Fixador externo é um grupo de aparelho, geralmente metálico, que permite manter a rigidez ou estabilidade da estrutura óssea, com a qual é colocado em contato por meio de fios ou pinos de aplicação percutânea confeccionada quase sempre com aço (Figura 17).

Ilizarov, na década de 1950, foi o pioneiro no desenvolvimento de técnicas para o tratamento de uma série de afecções ortopédicas com necessidade de fixação, tais como fraturas, pseudartroses e deformidades. Utilizou um fixador externo circular modular bastante inovador, com fios tensionados[11].

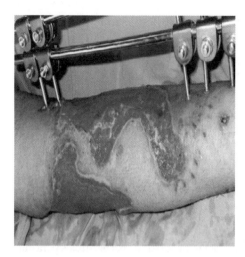

Figura 17 Fixador externo em região com ferida em tratamento.

As principais indicações de fixadores externos são fraturas acompanhadas de traumas em partes moles (músculo, vasos, pele). como o que acontece nas fraturas expostas, que por sua natureza necessitam de fixação imediata e constante intervenção nas partes moles (tratamento das feridas). Pode também ser indicada no tratamento retardado de fraturas com perda de tecido ósseo ou na estabilização do foco após enxertias, possibilitando a osteogênese.

Vantagens

O método propicia uma rígida fixação dos ossos nos quais outras formas de imobilização, por uma razão ou outra, seriam inadequadas. É aplicado comumente em fraturas expostas graves e permite amplo acesso ao tratamento de feridas, vigilância do membro quanto a tensões de compartimentos musculares, estado neurovascular e viabilidade dos retalhos cutâneos[11]. Pode ainda ser aplicada na presença de infecção associada a fraturas e pseudartroses.

Desvantagens

As maiores complicações da fixação externa são:
- afrouxamento dos pinos com perda da estabilização da fratura;
- infecção por perda da solução de continuidade da pele causada pela presença do pino;
- lesão nervosa.

A estrutura pode ser desconfortável; o paciente pode rejeitá-la por razão de estética; e pode ocorrer fratura pelo trajeto dos pinos. É um tratamento caro e de longo prazo. Os pacientes não cooperativos podem prejudicar os ajustes.

CRIANÇA COM TRAÇÃO

A tração como tratamento ou uma ação associada a ele ainda é utilizada em algumas afecções ou traumas ortopédicos que acometem a criança ou o adolescente. No processo de cuidar, a enfermagem deve direcionar a assistência para a manutenção, o posicionamento do membro e os princípios de tração associados ao tratamento. Esse tratamento normalmente causa medo ou temor e tudo o que já foi apresentado no item referente ao acolhimento. É de muita importância durante o processo terapêutico, favorecendo a participação efetiva do acompanhante e promovendo, assim, a tranquilidade e a colaboração do paciente.

Para a instalação de uma tração efetiva, são necessários materiais específicos como: cama com quadro balcânico, roldanas, suporte de pesos, trapézios, traves, férula ou goteira de Braun, ataduras de crepe, *kits* de tração cutânea e esquelética.

Para que a tração seja eficaz e eficiente, é necessário observar alguns princípios norteadores[12]:

- verificar contratração – para que ela ocorra, é preciso observar o posicionamento adequado do paciente no leito:
    - membros superiores – leito na horizontal;
    - membros inferiores – leito em Trendelenburg;
    - Zênite ou Bryant – leito na horizontal;
    - halo craniano – leito em proclive (Figura 18).
- manter pesos livres de atrito;
- conservar sempre o alinhamento e o posicionamento;
- manter uma linha estável de aplicação da força;
- observar se é contínua, com o cordão íntegro, sem apoio e com deslizamento livre pelas roldanas.

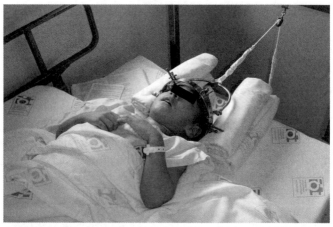

Figura 18 Halo craniano.

A tração pode ser indicada para o transporte de pacientes em situações de emergências, promovendo o alívio da dor, redução de fraturas, redução e imobilização de fraturas, correção e prevenção de deformidades, alívio de contraturas musculares em processos infecciosos, como as pioartrites de joelho e quadril, luxações, pós-operatórios e algumas afecções da coluna vertebral.

Para cada tipo de tração há uma indicação e cuidados específicos[12]:

- tração manual – é a aplicação das mãos para produzir uma tração. É muito utilizada pela enfermagem durante o transporte do paciente e durante a passagem da cama para a maca e vice-versa; realização do posicionamento em situação de mudança de decúbito; higiene corporal; correção de posicionamento e alinhamento do paciente; passagem dos fios metálicos na tração esquelética; e redução de fraturas e luxações pelos ortopedistas;

- tração cutânea – é a aplicação de um material adesivo que promoverá a tração diretamente sobre a pele e partes moles, com a força agindo indiretamente nos ossos. Tem sua indicação voltada para as crianças, uma vez que suporta um limite de peso em torno de 5 kg. São cuidados importantes de enfermagem:

  – realizar posicionamento anatômico e funcional;
  – monitorizar dificuldades circulatórias, alterações neurológicas e pressão sobre nervos periféricos;
  – observar áreas de pressão, cianose, irritação da pele, queixa de sensação de queimação e presença de flictenas;
  – estimular a utilização dos segmentos não afetados;
  – prevenir úlceras de pressão;
  – imobilizar ambos os membros inferiores e utilizar uma quantidade de peso suficiente para elevar as nádegas do leito ao instalar a tração em Zênite;

– manter roupas de cama secas, limpas e esticadas, evitando fatores mecânicos que possam produzir pressão e, consequentemente, úlceras.

■ tração esquelética – já neste tipo de tração a força é aplicada diretamente no osso, utilizando para isso fios ou pinos metálicos que atravessam a estrutura óssea. Além dos cuidados observados na utilização da tração cutânea, o enfermeiro deverá especificamente realizar:

– curativo nas inserções dos fios ou pinos com clorexina alcoólica;

– higiene diária do estribo ou halo craniano;

– mobilização dos pacientes com halo craniano por três pessoas. A primeira será responsável por manter o alinhamento da coluna e comandar a mobilização segurando no halo craniano; a segunda fará a movimentação propriamente dita sob o comando da primeira. Para mobilizar o paciente, ela deverá segurá-lo pelo ombro e quadril, fazendo movimento concomitante com a primeira pessoa. A criança deverá ser orientada para manter-se relaxada. A terceira pessoa realizará os cuidados necessários, como a higiene, a troca da roupa de cama e os cuidados com a pele.

RETALHOS MICROCIRÚRGICOS

É indicado o retalho microvascular para a reconstrução de membros inferiores decorrentes de traumas de grande energia, lesões por radiação, osteomielites, pseudartroses e reconstrução pós-cirurgia oncológica. O tipo de retalho a ser usado depende da natureza do defeito a ser reconstruído, da sua extensão e do seu volume. Os retalhos são selecionados levando-se em conta a anatomia da área doadora, as necessidades da área receptora, o comprimento do pedículo vascular e o resultado estético[13].

De modo geral, os retalhos musculares são mais efetivos no tratamento das osteomielites e na reconstrução de defeitos que apresentem grandes espaços a serem preenchidos. Os retalhos ósseos são utilizados para reconstruções de defeitos estruturais como os defeitos ósseos decorrentes de trauma, tumor ou osteomielite. Alguns retalhos livres são utilizados por razões estéticas, que são indicações extremamente limitadas e usadas somente em casos selecionados[13].

Enxertos de pele

Os enxertos de pele são indicados para fechamento de defeitos que não podem ser fechados primariamente. A pele enxertada contém epiderme e derme parcial ou total. O enxerto de pele corresponde ao transplante em que é feita a retirada completa de uma parte do tegumento cutâneo e sua transferência para um outro lugar do corpo (leito receptor) (Figura 19). Nesse leito, o tecido adquire um novo suprimento sanguíneo que assegura a viabilidade das células transplantadas.

ASSISTÊNCIA DE ENFERMAGEM A PACIENTES PEDIÁTRICOS PORTADORES DE FRATURAS

A assistência de enfermagem tem como objetivo propiciar conforto e eficácia ao uso dos aparelhos gessados, fixadores externos ou imobilizações utilizadas em decorrência de fraturas, intervindo com o propósito de prevenir as possíveis complicações inerentes a esse tratamento. Cabe ao profissional fornecer as devidas orientações ao paciente portador de uma imobilização em decorrência de fraturas e ao seu cuidador. O enfermeiro deve esclarecer e orientar quanto aos desdobramentos resultantes do mau uso e conservação desses aparatos.

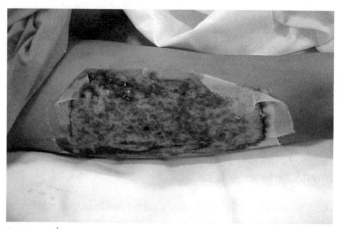

Figura 19 Área doadora de pele.

Durante o cuidado, é preciso estar atento aos sinais de alerta:
- dor;
- odor;
- edema;
- palidez;
- cianose;
- alteração de temperatura;
- ausência ou diminuição de sensibilidade, perfusão e motricidade das extremidades do membro imobilizado.

Principais cuidados de enfermagem durante o tratamento das fraturas

- Observar e comunicar sangramentos pós-operatórios à equipe médica.

- Avaliar sinais de infecção: aumento da exsudação, alteração no aspecto e odor da secreção, febre, edema, hiperemia local, aumento da dor.
- Realizar movimentação e exercícios físicos de segmentos e articulações não imobilizadas pelo aparelho, evitando assim as atrofias musculares.
- Avaliar repetidamente a perfusão, mobilidade e sensibilidade do membro imobilizado, principalmente nas primeiras horas de tratamento.
- Valorizar e investigar queixas álgicas e irritabilidade em crianças menores que ainda não se comunicam.
- Manter o membro afetado elevado com coxins ou férula de Braun, facilitando assim o retorno venoso e prevenindo edema.
- Realizar higiene no leito no pós-operatório imediato a pacientes submetidos a tratamentos cirúrgicos ou sob anestesia.
- Realizar banhos de aspersão sempre protegendo o membro imobilizado com plástico e em cadeira higiênica.

Principais cuidados de enfermagem ao uso do aparelho gessado: na instalação

- Realizar higienização da região a ser imobilizada e tricotomia antes da instalação do aparelho gessado, evitando assim permanência e proliferação de microrganismos no local da imobilização.
- Avaliar condições de pele e locais com maiores possibilidades de compressão de gesso (protuberâncias, áreas de grande mobilidade da pele, proeminências ósseas anatômicas e fisiológicas).
- Posicionar o membro afetado adequadamente, considerando áreas não imobilizáveis (p. ex., caixa torácica durante a respiração).

- Informar o paciente sobre o calor resultante da reação exotérmica durante o endurecimento do gesso, que pode se estender por até 15 minutos.
- Não pressionar o aparelho gessado com a ponta dos dedos enquanto estiver úmido, pela possibilidade de formação de concavidades internas.
- Quando necessário, assegurar a delimitação das janelas necessárias para abordagem posterior em casos de regiões lesionadas na presença de feridas cirúrgicas ou lesões de pele (flictenas ou escoriações).
- Manter posicionamento até o endurecimento do gesso.

Principais cuidados de enfermagem em relação ao uso do aparelho gessado: após a instalação

- Estar atento às complicações durante o tempo máximo de secagem do gesso (48 h), como fraturas do aparelho gessado, deformação, perda de imobilidade, compressão imediata e manchas de sangue decorrentes de hemorragias pós-operatórias.
- Manter o membro gessado elevado com coxins ou férula de Braun, facilitando assim o retorno venoso e prevenindo edema.
- Atenção ao aparecimento de náuseas e vômitos recorrentes após instalação de coletes, pois esses sinais podem significar compressão e obstrução duodenal pelo aparelho gessado.
- Orientar a não introduzir objetos pontiagudos dentro do gesso pelo risco de lesão de pele e introdução de microrganismos que possam levar a infecções locais.
- Respeitar os limites de higienização do aparelho gessado protegendo-o de umidade (como no uso do coxim de abdução no posicionamento de crianças sem controle esfincterianos).

- Promover proteção das áreas do aparelho gessado expostas às contaminações durante as eliminações de fezes e urina.
- Todas as complicações deverão ser comunicadas à equipe médica, que poderá manter, bivalvar ou mesmo remover o aparelho gessado.

Algumas considerações que podem colaborar no tratamento

- Banhos de sol pela manhã asseguram uma correta secagem do gesso em um menor intervalo de tempo.
- O ar frio de um secador de cabelo pode atenuar os pruridos.
- A delimitação de manchas com canetas hidrográficas é uma forma de avaliar a evolução de possíveis sangramentos após a instalação de gesso.
- A mudança de posição pode tornar o período de imobilização mais agradável ao paciente.
- Escritas no aparelho gessado podem comprometer a higiene e aumentar o risco de colonização.
- Informar o paciente que, para remoção, poderá ser utilizada uma serra oscilante. Trata-se de um procedimento muito ruidoso que pode impressioná-lo, entretanto não lhe causará dor.

Principais cuidados de enfermagem em relação ao uso de trações

Tração manual – é a aplicação das mãos para produzir uma tração. Muito utilizada pela enfermagem durante o transporte do paciente e durante a passagem da cama para a maca e vice-versa, para realizar o posicionamento em situação de mudança de decúbito, higiene corporal, correção de posicionamento e alinhamento do paciente, durante a passagem dos fios metálicos na tração esquelética e pelos ortopedistas durante a redução de fraturas e luxações.

Tração cutânea – é a aplicação de um material adesivo, que promoverá a tração diretamente sobre a pele e partes moles e com a força agindo indiretamente nos ossos. Tem sua indicação voltada para as crianças, uma vez que suporte um limite de peso em torno de 5 kg . São cuidados importantes de enfermagem:

- realizar posicionamento anatômico e funcional;
- monitorizar dificuldades circulatórias, alterações neurológicas e pressão sobre nervos periféricos;
- observar áreas de pressão, cianose, irritação da pele, queixa de sensação de queimação e presença de flictenas;
- estimular a utilização dos segmentos não afetados;
- prevenção de úlceras de pressão;
- ao instalar a tração em Zênite, imobilizar ambos os membros inferiores e utilizar uma quantidade de peso suficiente para elevar as nádegas do leito;
- manter roupas de cama secas, limpas e esticadas, evitando fatores mecânicos que possam produzir pressão e, consequentemente, úlceras.

Tração esquelética – Já neste tipo de tração a força é aplicada diretamente no osso, utilizando para este fim fios ou pinos metálicos que atravessam a estrutura óssea. Além dos cuidados observados na utilização da tração cutânea, o enfermeiro deverá especificamente realizar:

- curativo nas inserções dos fios ou pinos com clorexina alcoólica;
- higiene diária do estribo ou halo craniano;
- a mobilização dos pacientes com halo craniano deverá ser realizada por três pessoas, a primeira será responsável por manter o alinhamento da coluna e comandar a mobilização seguran-

do no halo craniano, a segunda fará a movimentação propriamente dita sob o comando da primeira. Para mobilizar o paciente, ela deverá segurá-lo pelo ombro e quadril, fazendo movimento concomitante com a primeira pessoa. A criança deverá ser orientada para manter-se relaxada, a terceira pessoa realizará os cuidados necessários, como a higiene, troca da roupa de cama e cuidados com a pele.

Cuidados de enfermagem específicos para algumas abordagens cirúrgicas

Fraturas fechadas – reduções cruentas (tratamento cirúrgico) e fixações internas

- Realizar controle de sangramento pós-operatório pelo controle de drenos de sucção e curativo pós-operatório.
- Realizar troca do curativo no membro afetado após o primeiro dia de pós-operatório com SF a 0,9% aquecido e anotar características da ferida cirúrgica.
- Manter o membro afetado sem carga até que haja liberação da equipe ortopédica.
- No caso de reduções de fraturas supracondilares de úmero, manter o membro elevado ao Zênite.

Fraturas expostas – pré-tratamento definitivo da ferida

- Realizar curativos diários com SF a 0,9% aquecido, utilizando gaze de baixa aderência como curativo primário.
- Em caso de necrose, utilizar curativos desbridantes (p. ex., alginato de cálcio, hidrogel).
- Em casos de exsudato purulento em grande quantidade, utilizar curativo com propriedade bactericida (p. ex., carvão ativado) mais curativo secundário macio e absorvente.

Fraturas expostas – tratamento com fixadores externos

- Realizar limpeza diária da pele ao redor das inserções dos pinos do fixador externo com SF a 0,9% e nos fios ou pinos com solução alcoólica a 70%.
- Proteger inserções dos pinos na pele com gaze.
- Manter o membro sem carga até que haja liberação para apoio pela equipe ortopédica.
- Orientar o cuidador a adaptar roupas para proteger e não expor o membro acometido (p. ex., cortar calças e colocar velcros de modo que se possa fechá-las).
- Realizar cuidados de higiene no domicílio: limpar o membro imobilizado em banhos de aspersão com água e sabão, secar com uma toalha limpa todas as inserções dos pinos, realizar a limpeza dos fios/pinos com álcool a 70% e proteger a inserção dos pinos na pele com gaze.

Fraturas expostas – retalhos microcirúrgicos

Cuidados com a área receptora

- Manter curativo do membro submetido ao retalho, fechado até que haja liberação para troca, pela equipe cirúrgica.
- Orientar o cuidador da criança quanto à importância da hidratação oral e não uso de alimentos vasoconstritores (p. ex. chocolate, coca-cola, café).
- Manter a criança em repouso absoluto no leito até liberação da equipe cirúrgica.
- Monitorizar sangramentos pelo controle dos drenos de sucção e curativo.
- Avaliar a perfusão do retalho pelo monitor (pedículo).
- Favorecer o aquecimento corporal e ambiental.
- Manter imobilização do membro submetido ao retalho.

Troca de curativos

- Remover cautelosamente o curativo "anterior" umedecendo-o com SF a 0,9% aquecido.
- Realizar a limpeza exaustiva do leito receptor com SF a 0,9% aquecido (37ºC), em jato.
- Utilizar cobertura primária com gaze de baixa aderência e cobertura secundária macia e absorvente.
- Realizar a imobilização com enfaixamento não compressivo para evitar tromboses vasculares e torção do pedículo (monitor).

Cuidados com a área doadora

- Realizar controle do dreno de sucção quanto ao volume e aspecto da secreção.
- Trocar curativo da área doadora após o primeiro pós-operatório, com SF a 0,9% aquecido, e anotar características da ferida cirúrgica.
- Manter curativo oclusivo enquanto houver exsudação da ferida cirúrgica.

Fraturas expostas – enxertia de pele
Área receptora

- Manter curativo do membro afetado fechado até liberação para troca pela equipe cirúrgica.
- Após liberação da equipe cirúrgica, realizar a troca do curativo com SF a 0,9% aquecido e com o máximo de cuidado para evitar a retirada da enxertia.
- Realizar a cobertura com gaze de baixa aderência e cobertura secundária macia.
- Durante a troca, observar o aspecto da área enxertada e comunicar sinais de infecção local ou necrose à equipe médica.

Área doadora

- Retirar o enfaixamento da área doadora no primeiro pós-operatório, com cuidado para manter o curativo com gaze de baixa aderência realizado no intraoperatório.
- Umedecer área doadora com solução de vaselina estéril pelo menos duas vezes ao dia.
- Manter arco de proteção no membro da área doadora.
- Recortar as bordas da gaze conforme forem se desprendendo da pele.
- Observar o aspecto da área doadora e comunicar sinais de infecção ou complicações à equipe médica.

CRIANÇA EM ANTIBIOTICOTERAPIA

Várias afecções ortopédicas necessitam de antibióticos como tratamento coadjuvante. Esse é um fator de grande estresse para a criança e familiares, em razão da necessidade de punções para a instalação do dispositivo EV, que irá garantir a administração do medicamento[14].

Uma avaliação criteriosa quanto às características do medicamento a ser infundido deve ser feita verificando-se o pH, a osmolaridade e a característica da droga (irritante ou vesicante). Também é importante ter conhecimento sobre o tempo de tratamento, se será prolongado ou não. Essa avaliação irá ajudar o enfermeiro a selecionar o melhor dispositivo EV (Algoritmo 1)[15,16].

A utilização de um cateter central de inserção periférica (PICC), inserido pelo enfermeiro, proporcionou um grande avanço, garantindo um acesso vascular seguro e com um menor índice de complicações (Figura 20)[17].

4 ASSISTÊNCIA DE ENFERMAGEM À CRIANÇA COM AFECÇÕES ORTOPÉDICAS TRAUMÁTICAS

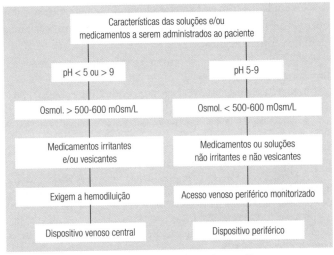

Algoritmo 1 Definição da indicação do dispositivo endovenoso[15].

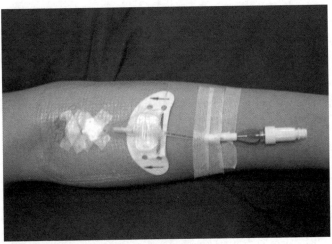

Figura 20 Cateter central de inserção periférica (PICC).

Os cuidados com esse cateter são muito semelhantes aos dos outros tipos, porém é muito mais confortável para a criança, além de ser mais seguro[18,19].

Referências bibliográficas

1 Kim YI, Noonam KJ. What´s new in pediatric orthopaedics. J Bone Am 2009;91(3):743-51.

2 Snider RK. Tratamento das doenças do sistema musculoesquelético. 1. ed. Barueri: Manole; 2000. p. 552.

3 Alonso JE. Fraturas em crianças. In: Ruedi TP, Murphy WM. Princípios AO do tratamento de fraturas. São Paulo: Artmed; 2002. pp. 675-96.

4 Mitre, RMA. O brincar no processo de humanização da produção de cuidados pediátricos. In: Deslandes SF (org.). Humanização dos cuidados em saúde: conceitos, dilemas e práticas. Rio de Janeiro: Fiocruz; 2006. pp. 283-300.

5 Lima RAG, Rocha SMM, Scochi CGS. Assistência à criança hospitalizada: reflexões acerca da participação dos pais. Rev Lat-Am Enferm Ribeirão Preto 1999;7(2):33-39.

6 Lazarus RS, Folkman S. Stress, appraisal, and coping. New York: Springer-Verlag; 1984.

7 Browner BD, Jupiter JB, Levine AM, Trafton PG. Skeletal Trauma: fractures, dislocations, ligamentous injuries. 1. ed. Brasileira. Vol. 01 , São Paulo: Saunders Elsevier; 2000;p. 3-95.

8 Anusavice KJ (ed.). Phillips – Materiais dentários. 11. ed. Rio de Janeiro: Elsevier; 2005. 765 p.

9 Gladden PB, Wilson CH, Suk M. Pediatric orthopedic trauma: principles of management. Semin Pediatric Surg 2004;13(2):119-25.

10 Helenius I, Lamberg TS, Käärianes S, Impinen A, Pakarinen MP. Operative treatment of fractures in children is increasing. A population based study from Finland. J Bone Joint Surg Am 2009;91(11):26 12-18.

11 Murayama SPG, Tashiro MT. Assistência de enfermagem em ortopedia e traumatologia. São Paulo: Atheneu; 2001.

12 Ventura MF, Faro ACM, Noe EKN, Utimura M. Enfermagem ortopédica. 1. ed. São Paulo: Ícone; 1996.

13 Heller L, Levin S. Lower extremity microsurgical reconstruction. Plast Reconstr Surg 2001;108:1029-1041.

14 Geist A, Kuhn R. Phamarcological approaches for pediatric patients with osteomyelites: current issues and answers. Orthopedics 2009;32(8):573.

15 Giovani AMM. Cálculo de dosagens: guia de consulta rápida. 3. ed. São Paulo: Scrinium; 2006.

16 Van Winkle P, Whiffen T, Whiffen T, Liu IL. Experience using peripherally inserted central venous catheters for outpatient parenteral antibiotic therapy in children at a community hospital. Pediatr Infect Dis J 2008;27(12):1069-72.

17 Levy I, Bendet M, Samra Z, Shalit I, Katz J. Infectious complications of peripherally inserted central venous catheters in children. Pediatr Infect J 2009;15.

18 Chait PG, Ingram J, Phillips GC, Farrell HKC. Peripherally inserted central catheters in children. Radiology 1995;197(3):776-8.

19 Mickler PA. Neonatal and pediatric perspectives in PICC placement. J Infus Nurs 2008;31(5):282-5.

5 Dor musculoesquelética na criança e no adulto

Ana Maria Calil Sallum
Lisabelle Rossato

Palavras-chave   Avaliação da dor; terapêutica farmacológica; terapêutica não farmacológica.

Estrutura dos tópicos   Introdução e aspectos epidemiológicos. Repercussão da dor no organismo. Avaliação da dor. Terapêutica não farmacológica para o controle da dor. Terapêutica farmacológica. Analgesia controlada pelo paciente (ACP). Cuidados de enfermagem. Competências da equipe multiprofissional diante de uma criança com dor. Referências bibliográficas.

INTRODUÇÃO E ASPECTOS EPIDEMIOLÓGICOS

As lesões de extremidades musculoesqueléticas são as mais frequentes em vítimas de trauma. Raramente apresentam risco de morte imediata, com exceção às fraturas da diáfise do fêmur, fraturas pélvicas e amputações traumáticas[1].

No entanto, essas lesões são responsáveis por cirurgias corretivas/reparadoras, enxertias e uma parcela considerável de sequelas funcionais, por vezes incapacitantes, que podem determinar ou não o retorno do indivíduo para as atividades laborativas, colaborando ainda mais para o aumento do problema socioeconômico decorrente do trauma em nosso país[2].

Um estudo nacional avaliou a frequência de ferimentos em acidentados de transporte e identificou como lesões mais comuns para a região de membros: contusão de punho, entorse de clavícula, contusão de cotovelo, fratura de dedos, fratura de ossos de membros inferiores e superiores como tíbia/fíbula/fêmur/rádio, luxação de cotovelo, laceração de tendão, laceração de mão, fratura pélvica cominutiva, ruptura de ligamento de joelho, laceração de artéria femoral e laceração de artéria axilar e amputação traumática acima do joelho. Outro achado epidemiológico importante refere-se ao maior número de lesões musculoesqueléticas em ocupantes de moto em relação aos outros acidentados de transporte[3].

As lesões musculoesqueléticas devem ser avaliadas e tratadas de tal maneira que a vida e o membro atingido não corram riscos. O reconhecimento da presença de tais lesões tem por objetivo a prevenção de incapacidades e complicações futuras como processos infecciosos e perda do membro[1-3].

Ao atender a vítima de trauma de extremidades com lesões graves, deve-se prever que esse paciente foi submetido a uma grande energia cinética que pode reverter em perda do revestimento cutâneo e em fraturas de alta complexidade com lesão neurovascular[1].

Quando pesquisado o índice de lesões despercebidas nas vítimas de trauma multissistêmico, as lesões de extremidades, principalmente aquelas que envolvem pés e mãos, são as mais frequentes. Um dos fatores ligados à gênese das sequelas musculoesqueléticas é o atraso na determinação do tratamento cirúrgico dessas lesões. Esse fato pode acontecer, na maioria das vezes, em razão da ausência do diagnóstico[2].

As lesões musculoesqueléticas são descritas na literatura como responsáveis por dor de forte intensidade, e o não alívio das dores pode causar reações neurovegetativas de grave repercussão para o paciente. Infelizmente, em nosso meio, o problema da oligoanalgesia é uma realidade admitida por profissionais de saúde[2].

Em crianças, é comum ocorrer lesões traumáticas principalmente de tecidos moles decorrentes de acidentes durante brincadeiras; em adolescentes, essas lesões são decorrentes da participação dos indivíduos em atividades esportivas. Elas podem ser classificadas como: contusões, luxações, entorses, distensões e fraturas[4].

As fraturas são lesões que podem ocorrer em todas as idades, porém a sua maior incidência encontra-se nas crianças e nos idosos. As brincadeiras próprias da idade infantil vulnerabilizam as crianças ao maior risco de lesões musculoesqueléticas em decorrência da propensão característica da idade em: escalar, cair, esbarrar em objetos imóveis enquanto correm e receber pancadas em qualquer parte do corpo[4].

As dores do crescimento também são fenômenos álgicos musculares que acometem crianças na faixa etária entre 4 e 10 anos de idade, caracterizadas por surgimento súbito noturno, geralmente associadas à realização de esforços físicos, e que se mostram totalmente resolvidas após o sono e o repouso[5].

Acredita-se que as dores de crescimento sejam provocadas por condições de fadiga muscular que, à semelhança do que ocorre no adulto, manifestam-se após esforços físicos acentuados. A incidência dessa dor ocorre tanto no sexo feminino quanto no masculino, em qualquer raça, independentemente do nível social, e é mais prevalente em crianças sedentárias que não realizam atividade física com frequência[6].

As dores acometem habitualmente os membros inferiores com predominância bilateral. As regiões mais acometidas são: terço inferior da região anterior das coxas, região poplítea e panturrilhas[5].

Em relação ao tratamento, deve-se evitar o uso de medicações, exceto nos quadros de dor intensa e recorrente, em que se pode fazer uso de analgesia de moderada potência (paracetamol, AAS). A atividade física deve ser estimulada, no sentido de promover condicionamento e prevenir novas crises. Com a maturação do sistema musculoesquelético, a resolução do problema se dá de forma espontânea[5].

REPERCUSSÃO DA DOR NO ORGANISMO

A dor é uma experiência sensorial e emocional desagradável, associada a uma lesão tissular real ou potencial e descrita em termos de tal dano. A dor aguda surge como um alerta de que algo no organismo não está bem[7].

No cenário hospitalar, seja no adulto ou na criança, esse tipo de dor é muito frequente, pois está relacionado a afecções traumáticas, queimaduras, infecções, processos inflamatórios e pré e pós-operatório[7].

A evolução da dor aguda é a sua remissão. É mais intensa no início e, à medida que ocorrem a imobilização da parte lesada e a cicatrização, há redução da liberação de substâncias algiogênicas, resultando na diminuição gradativa da dor[8].

No entanto, a persistência de processos reacionais (ativação de vias neuronais de modo prolongado e o não alívio da dor) resulta na formação de círculos viciosos com progressivo aumento das disfunções orgânicas e dos efeitos prejudiciais ao paciente, como hipoventilação, aumento do trabalho cardíaco, diminuição da oferta de O_2 aos tecidos, diminuição da perfusão sanguínea periférica e contração muscular reflexa. Nos quadros hemorrágicos, os estímulos nociceptivos agravam o estado de choque por deterioração do desempenho mecânico do ventrículo esquerdo em decorrência do aumento da perda plasmática e redução da oferta de oxigênio[8].

O impacto da dor e da ansiedade na resposta humoral é caracterizado por um aumento dos níveis circulantes dos hormônios catabolizantes como as catecolaminas, glucagon e cortisol. Esse aumento, que pode ser de até 400% em relação ao nível basal, é errático, com consequências hemodinâmicas variáveis. Os efeitos metabólicos da resposta hormonal ao estresse incluem: aumento do consumo de oxigênio, glicogenólise e lipólise[7,8].

A resposta corpórea ao trauma nas lesões musculoesqueléticas provoca uma síndrome de adaptação geral ou resposta ao estresse que pode ser amplificada por vários outros fatores como dor, ansiedade, medo, hipo e hipertermia, hipovolemia, acidose, jejum, desidratação, hipóxia, infecção, sepse, imobilização prolongada, desconforto, entre outros[7,8].

Melhorar a perfusão tissular, minimizar a lesão celular e as alterações fisiológicas relacionadas com a hipóxia, controlar o quadro hemorrágico, manter parâmetros vitais estáveis e estabilizar a coluna cervical são os objetivos prioritários do atendimento ao traumatizado[1].

Parece claro, portanto, que a adequada avaliação, controle e alívio da dor, além do aspecto humanitário, deve constituir parte vital da assistência imediata ao acidentado, visando a contribuir para a manutenção de funções fisiológicas básicas e evitar os efeitos colaterais nocivos advindos da permanência da dor.

Além das consequências neurológicas, circulatórias, metabólicas e respiratórias, não raro um paciente com dor agita-se e agrava as suas lesões traumáticas (Quadro 1).

Quadro 1 Alterações neurovegetativas e processos reacionais mais comuns na vigência de dor aguda

↑ Pressão arterial
↑ FC
↑ Sangramento
↑ Trabalho cardíaco
Sudorese
↓ Oferta de O_2 aos músculos
Hipoventilação → Hipóxia
Respiração superficial
↓ Sono
↓ Apetite/desidratação
↓ Movimentação e deambulação
↓ Atenção e concentração
Contração muscular
Agitação, ansiedade, medo

É primordial que a equipe de saúde conheça os efeitos danosos da permanência da dor e assuma a responsabilidade pelo seu controle ou ao menos pelo seu alívio[2].

Na prática clínica, é comum observar um paciente que não consegue ventilar profundamente desenvolver atelectasias, processos infecciosos, sepses, aumento do tempo de internação hospitalar, aumento da morbidade e mortalidade. Da mesma forma, um paciente com dor não aliviada tende a permanecer no leito por mais tempo, favorecendo processos tromboembólicos[2,8].

AVALIAÇÃO DA DOR

A Agência Americana de Pesquisa e Qualidade em Saúde Pública e a Sociedade Americana de Dor (APS) estabelecem que a identificação e o tratamento da dor devem fazer parte da assistência. Deve-se atribuir à dor a mesma importância dada à pressão arterial, frequência cardíaca, frequência respiratória e temperatura, denominando-a assim como o quinto sinal vital[9].

O enfermeiro é o profissional que estabelece um maior contato com o paciente e depara-se constantemente com a dor em inúmeras situações, desempenhando assim um importante papel na identificação, avaliação e controle da dor.

A avaliação da experiência dolorosa não é um procedimento simples, visto tratar-se de um fenômeno individual e subjetivo, cuja interpretação e expressão envolvem elementos sensitivos, emocionais e culturais. Os objetivos da avaliação são caracterizar a experiência dolorosa em todos os seus domínios, identificar os aspectos que possam estar determinando ou contribuindo para a manifestação do sintoma, aferir as repercussões da dor no funcionamento biológico, emocional e social do indivíduo, selecionar alternativas de tratamento e verificar a eficácia das terapêuticas instituídas[10,11].

Para o tratamento adequado de qualquer dor aguda, é necessária uma avaliação rigorosa que inclua exame físico do paciente, identificação de antecedentes clínicos, investigação laboratorial, busca causal da doença, exames complementares e procura de um fator de instabilidade que exija reanimação imediata e imponha precauções particulares para analgesia e análise das consequências da dor[8,10,11].

Além dos elementos citados acima, a mensuração da dor por meio de escalas é fundamental[8,10,11]. Tais instrumentos foram criados em razão da necessidade de quantificar e qualificar a sensação dolorosa e medir o alívio obtido com as diversas terapias. Essas escalas de dor permitem comparações individuais e grupais, facilitam a comunicação entre o doente e o profissional, favorecem análises estatísticas em pesquisa, possibilitam maior compreensão da experiência dolorosa e suas repercussões na vida do doente, auxiliam no diagnóstico e na escolha terapêutica e avaliam a eficácia das diferentes terapias. A escolha do instrumento deve estar pautada na sua adequação ao doente e no objetivo que se pretende atingir[10,11].

A avaliação da dor aguda é, em geral, menos complexa que a da dor crônica. O quadro doloroso é recente e bem localizado, e a influência de fatores emocionais e culturais é, na maioria das vezes, de menor magnitude. Devem ser investigados localização, intensidade, início da dor, duração e periodicidade dos episódios dolorosos, qualidade sensitiva, padrão evolutivo, fatores agravantes ou atenuantes da dor e outros sintomas associados[8,10,11].

A intensidade dolorosa é um componente de grande expressão da experiência dolorosa e o mais aferido na prática clínica e de pesquisa, sendo indispensável para o planejamento da terapia antálgica e verificação da adequação do esquema proposto. Para aferição da intensidade dolorosa, têm sido recomendados escalas numéricas e descritores verbais que podem ser utilizados na prática assistencial tanto em paciente adultos quanto pediátricos (dependendo da fase de desenvolvimento cognitivo da criança).

Nas escalas numéricas, a dor é graduada em intervalos de 0 a 5 ou 0 a 10, em que 0 significa ausência de dor e 5 e 10, respectivamente, significam a pior dor imaginável (Figura 1). Apesar de simples, essa escala é muito utilizada para o reajuste terapêutico. Além disso, apresenta como vantagem a facilidade do uso, necessitando apenas de um pouco de cooperação do paciente, pois é de fácil compreensão. Quando aplicada em crianças, estas devem ter noções de aritmética e ser alfabetizadas[8,10-12].

0	1	2	3	4	5	6	7	8	9	10

Figura 1 Escala numérica de 0 a 10 referente à graduação da dor.

O uso de diagramas corporais para aferição do local da dor também tem sido recomendado. O paciente aponta no seu corpo ou no diagrama as regiões dolorosas (Figura 2). O conhecimento de todos os locais dolorosos, a análise em conformidade com a distribuição nervosa da região e a identificação de possíveis grupos musculares envolvidos podem ajudar a compreender a etiologia e a magnitude do quadro[2].

Acredita-se que a utilização da escala numérica e do diagrama corporal no setor de emergência seja viável pela facilidade de uso e compreensão do paciente, rapidez da aplicação e possibilidade de avaliações contínuas do quadro álgico em pacientes com lesões musculoesqueléticas[2,3,7,8,10-12].

A escala verbal descritiva consiste na escolha de uma entre três a cinco palavras ordenadas numericamente que descrevem a dor como nenhuma, pouca, modesta, moderada ou grave (Fi-

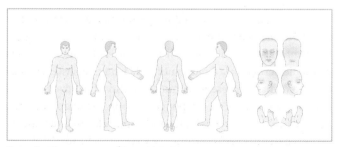

Figura 2 Diagrama corporal. Fonte: McCaffery, 1976.

gura 3). O número que corresponde à palavra escolhida é usado para determinar a intensidade da sensação dolorosa em nível ordinal. É uma escala pequena, sendo fácil para o paciente marcar e para a enfermeira analisar, bem como aplicável para qualquer tipo de dor clínica.

sem dor	dor leve	dor moderada	dor intensa	dor insuportável

Figura 3 Escala de descritores verbais.

A escala visual analógica consiste em uma linha que representa uma qualidade contínua de intensidade e dados verbais – nenhuma dor ou dor máxima. O tamanho da linha pode variar, mas é frequentemente de 10 cm (Figura 4). Essa escala é mais indicada uma vez que o respondente demonstra a sua dor em qualquer ponto da escala, ao contrário da escala verbal descritiva em que deve escolher uma palavra. Sua utilização pode ser muito útil em situações clínicas nas quais se deseja mensurar a intensidade como resultado de um tratamento, sendo fácil de administrar e marcar.

Essas escalas são úteis para pacientes com baixa escolaridade e para aqueles com dificuldade de compreender escalas mais complexas. Por ser considerada o quinto sinal vital, a dor deve ser avaliada no momento da consulta e/ou avaliação e reavaliada conforme a necessidade de cada caso (frequência) para o conhecimento da melhora ou piora. Desse modo, profissionais e cuida-

sem dor   dor insuportável

Figura 4 Escala visual analógica.

dores terão ideia da magnitude da variação da queixa álgica, da necessidade de alteração da droga e/ou outras intervenções e da necessidade de controle de outros parâmetros vitais[8,10-12].

É muito importante que a avaliação da dor no setor de emergência seja parte conjunta e/ou complementar do atendimento a qualquer paciente com queixa álgica. No entanto, é fundamental que sejamos realistas ao propormos um plano para a avaliação do fenômeno doloroso, levando em consideração aspectos como: número de funcionários, demanda de pacientes, tipo de hospital, serviço público ou privado, recursos materiais, demandas de serviço etc.[11].

Sob nossa ótica, cabe ao enfermeiro da unidade estabelecer um plano de ação viável para que a avaliação da experiência dolorosa resulte em uma atividade incorporada pela equipe, valorizada e possível e que acarrete na melhoria da qualidade da assistência.

Avaliação da dor na criança

Avaliar a dor não é uma tarefa tão simples, principalmente em razão de sua subjetividade, e se torna ainda mais difícil quando o paciente corresponde a crianças e recém-nascidos, dos quais grande parte não dispõe de comunicação verbal para expressar a sua dor[13-16].

Para tanto, deve-se retomar a definição de que a dor é subjetiva e um fenômeno pessoal que não pode ser experimentado igualmente por outro indivíduo. No entanto, não se deve permitir que experiências dolorosas próprias ou observações em outras situações influenciem na avaliação.

Para uma avaliação adequada da dor, deve-se deixar de presumir que a medicação é suficiente, acreditar no que os pacientes dizem em relação a sua própria dor, não tentar senti-la por eles e parar de dizer aos pacientes que não há dor quando eles realmente a sentem.

A avaliação da queixa dolorosa é reconhecida como um direito de todos os pacientes e deve ser investigada em toda internação. O manejo da dor compreende uma abordagem inicial e regular.

O ideal é que a avaliação e o tratamento da dor sejam interdependentes, pois um é praticamente inútil sem o outro, à medida que as estratégias de tratamento da dor, utilizadas sem uma prévia avaliação sistemática, não são eficazes. Autores concluem que o primeiro passo no processo clínico da tomada de decisão, no qual o objetivo seja o alívio da dor, consiste em uma adequada avaliação da experiência dolorosa[17].

Tratando-se de pacientes que não dispõem de comunicação verbal para expressar sua dor (neonatos e lactentes), ferramentas que auxiliem na avaliação podem ser utilizadas, tais como as alterações fisiológicas e comportamentais apresentadas por esses pacientes em eminência de dor[18].

A dor ativa os mecanismos compensatórios do sistema nervoso autônomo, produzindo respostas que incluem alterações fisiológicas como: aumento das frequências cardíaca e respiratória e da pressão arterial, diminuição da saturação de oxigênio, vasoconstrição periférica, sudorese, dilatação de pupilas e aumento da liberação de catecolaminas e hormônios adrenocorticoesteroides[19].

Outros parâmetros indicativos de dor são os comportamentais, que correspondem ao choro (incluindo choro não vocalizado), testa franzida, fenda palpebral estreitada, acentuação do sulco nasolabial, lábios entreabertos, tremor de queixo, movimentação excessiva de membros, rigidez torácica e tensão muscular, além de alterações no comportamento do neonato como indisponibilidade para o contato visual e auditivo[19].

Principais instrumentos para a avaliação da dor em crianças

Dispõem-se, atualmente, de vários instrumentos em pediatria, os quais se usados concomitantemente na avaliação da dor podem proporcionar um cuidado eficaz. Esses instrumentos (escalas) são caracterizados como unidimensionais, por avaliarem apenas o aspecto da intensidade da dor, ou multidimensionais, por avaliarem diversos aspectos da dor (afetivo-emocionais), devendo ser adequados conforme a idade e o tipo de paciente.

Além das escalas unidimensionais (escala verbal descritiva, escala visual analógica e escalas numéricas), já descritas anteriormente, cabe destacar, em pediatria, a escala das faces e os cartões das qualidades da dor (escala multidimensional).

A escala das faces[20] é bastante utilizada em pediatria, contendo seis faces que são mostradas à criança. A primeira figura é muito sorridente, e as expressões vão se transformando até chegar à última que é muito triste. As figuras intermediárias mostram graus crescentes de tristeza. A criança escolhe a face que se parece com a sua em situação de dor (Figura 5). É mais adequada à criança pré-escolar, que ainda não se alfabetizou ou recebeu conhecimentos aritméticos.

Os cartões das qualidades de dor[21] compreendem cartões que representam 18 descritores de qualidades de dor.

Esses cartões foram apresentados a 45 crianças sem dor, com idade entre 3 e 6 anos, para avaliar se as crianças atribuíam à ilustração significado semelhante ao descritor de dor representado. As crianças compreenderam 11 cartões (Figura 6). Os cartões foram considerados aprovados por serem compreendidos por, no mínimo, 70% das crianças.

5 DOR MUSCULOESQUELÉTICA NA CRIANÇA E NO ADULTO   129

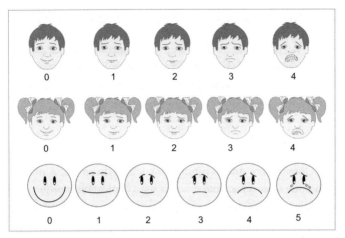

Figura 5 Escala das faces.

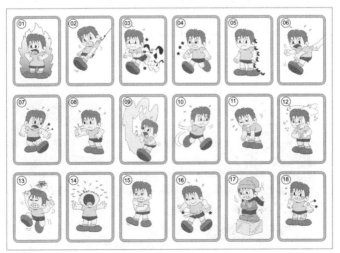

Figura 6 Cartões das qualidades de dor.

TERAPÊUTICA NÃO FARMACOLÓGICA PARA O CONTROLE DA DOR

Existem inúmeras técnicas não farmacológicas para diminuir a percepção da dor ou torná-la mais tolerável. Entretanto, cabe ressaltar que devem ser utilizadas com analgésicos, pois sozinhas não são capazes de eliminar a dor do paciente.

Massagem[17,22]

Consiste em uma estimulação cutânea do corpo. A massagem pode fazer o paciente se sentir mais confortável porque produz relaxamento muscular, o qual pode reduzir a ansiedade, as náuseas, os vômitos e a dor (Figura 7).

Essa técnica age nas respostas físicas como tensão muscular, elevação da pressão arterial, batimentos cardíacos, frequência respiratória e fluxo de adrenalina que acompanham os episódios de dor intensa. Sua ação se dá por meio da amenização dessas respostas e pelo aumento do limiar de tolerância à dor.

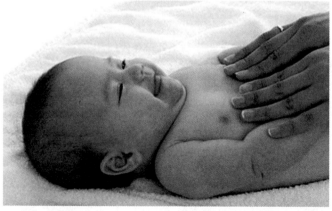

Figura 7 Massagem.

Calor/frio[17,23,24]

Os meios físicos, como o calor e o frio, são outra técnica complementar que promove o alívio da dor. O efeito analgésico deve-se, dentre outros fatores, à ativação do sistema supressor da dor e ao relaxamento muscular. O uso de calor superficial como bolsas de água quente, hidroterapia em água morna e radiação infravermelha pode aliviar espasmos musculares e rigidez articular.

Distração[25-27]

Esse método consiste em focalizar a atenção do paciente em algo diferente da dor. A pessoa que está menos atenta à dor ou presta menos atenção a ela será menos incomodada e mais tolerante à dor. O aumento do alívio da dor tem relação direta com a participação ativa da pessoa, número de modalidades sensoriais usadas e interesse da pessoa no estímulo. Dessa forma, a estimulação da visão, da audição e do tato é mais eficaz na redução da dor do que a estimulação de um único sentido.

São exemplos de distração: jogos e atividades (p. ex., xadrez), filmes, músicas, visitas de familiares e amigos, leitura, brincadeiras e atividades lúdicas (p. ex., doutores da alegria) (Figura 8).

Musicoterapia[28-29]

É a utilização da música e/ou de seus elementos (som, ritmo, melodia e harmonias) por um profissional qualificado. Estudos na área da medicina clínica têm demonstrado que a música possui propriedades analgésicas e ansiolíticas que vêm sendo utilizadas em Unidades de Terapia Intensiva (UTI) (Figura 9).

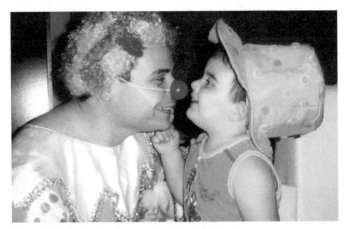

Figura 8 Doutor da alegria.

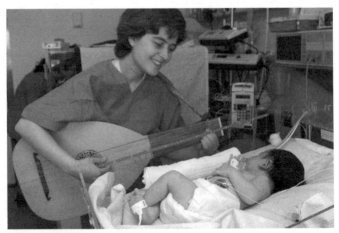

Figura 9 Musicoterapia.

Toque[14,30]

O toque é importante principalmente para as crianças mais novas, que conhecem o mundo pelo tocar e pelo olhar. Tocar inclui afagar, acariciar, abraçar, embalar e massagear. Pesquisas evidenciam que o contato pele a pele estimula a liberação de opioides endógenos, o que faz com que o recém-nascido chore menos durante a realização de um procedimento invasivo e apresente menos expressão facial de dor (Figura 10).

Sucção não nutritiva[31]

Essa técnica é uma das mais utilizadas pela equipe de enfermagem atuante em UTINs, como forma de confortar e acalmar o neonato. O uso da chupeta inibe a hiperatividade e modula o

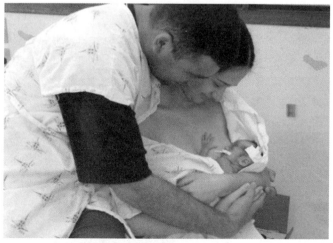

Figura 10   O toque.

desconforto do recém-nascido, ou seja, embora não diminua a dor, ela ajuda a criança a se organizar após o estímulo agressivo, minimizando as repercussões fisiológicas e comportamentais (Figura 11).

Uso de soluções adocicadas[31-33]

A glicose e/ou a sacarose podem ser administradas sobre a língua do neonato antes da realização de procedimentos invasivos. Isso parece estimular o sistema opioide endógeno, favorecendo o alívio da dor do recém-nascido.

Recomenda-se a utilização da solução adocicada 1 a 2 minutos antes do procedimento doloroso, como punção venosa, lancetagem de calcâneo e sondagem gástrica. Em relação à concentração e ao volume da solução a ser administrada, ainda há controvérsias, pois a concentração varia de 12 a 50% e o volume, de 1 a 2 mL.

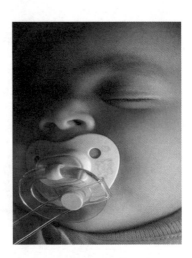

Figura 11 Sucção não nutritiva.

TERAPÊUTICA FARMACOLÓGICA[4,13,34]

A Organização Mundial da Saúde (OMS) propõe o uso de analgésicos anti-inflamatórios não hormonais e de opioides fracos e fortes, nessa sequência, para dores oncológicas de intensidade crescente. A esses analgésicos podem ser associados medicamentos coadjuvantes (ansiolíticos, antidepressivos, anticonvulsivantes, entre outros), especialmente nos casos de dor crônica. A aspirina, a codeína e a morfina são os analgésicos padrões dessa escala[35].

Diversos estudos comprovaram a eficácia do programa para o alívio da dor oncológica proposto pela OMS. Essa proposta ultrapassou a recomendação inicial para o controle da dor no câncer e passou a ser diretriz para o controle da dor de modo geral[36-38].

Para as dores de baixa intensidade (de 1 a 4) na escada analógica visual, recomenda-se o uso de analgésicos simples e/ou anti-inflamatórios não hormonais; para as dores de intensidade moderada (de 5 a 7), recomendam-se anti-inflamatórios e opioides fracos como a codeína; e para as dores de forte intensidade (8 a 10), são indicados opioides fortes como a morfina[35,36].

Vale ressaltar que a dor é um fenômeno subjetivo e que a adequação da dose e do fármaco a ser utilizado deverá ser programada individualmente e de acordo com a condição clínica do paciente e de sua intensidade dolorosa. O enfermeiro deve estar ciente de seu papel nesse contexto, nas ações de avaliar, controlar e aliviar a dor.

Principais drogas

Os analgésicos utilizados se dividem em: analgésicos opioides, não opioides e coadjuvantes.

Analgésicos não opioides: são aqueles que agem no sistema nervoso periférico (no local da dor). Correspondem ao acetaminofen (tylenol®, paracetamol) e aos agentes anti-inflamatórios não esteroidais (AINEs). São úteis para manejar a dor leve e moderada.

Analgésicos opioides: são aqueles que atuam no sistema nervoso central. Correspondem à morfina, fentanil, metadona, codeína e tramadol. São utilizados para aliviar a dor severa; também podem produzir uma sensação de bem-estar.

Analgésicos coadjuvantes: o termo coadjuvante abrange qualquer medicamento que tenha uma indicação primária além do tratamento da dor, mas proporciona seu alívio em certas condições. Correspondem aos antidepressivos tricíclicos, anticonvulsivantes, neurolépticos e ansiolíticos.

ANALGESIA CONTROLADA PELO PACIENTE (ACP)

A ACP tem sido usada com eficácia para o controle da dor pós-operatória e dor crônica. Bombas de ACP permitem que os próprios pacientes administrem infusões contínuas de medicamentos dentro de certos limites de segurança predeterminados pelo médico.

Consiste em uma bomba infusora controlada eletricamente e dotada de um dispositivo de tempo. Pacientes que têm dor podem administrar pequenas quantidades de medicamentos diretamente na veia, no tecido subcutâneo ou no cateter epidural pressionando um dispositivo que descarrega uma quantidade pré-determinada do medicamento analgésico.

Efeitos colaterais dos opioides: constipação; depressão respiratória; sedação; náusea e vômito; agitação, euforia; turvação mental; alucinações; hipotensão ortostática; prurido; urticária; sudorese e miose (pode ocorrer por intoxicação).

Sinais de tolerância: diminuição do alívio da dor e diminuição da duração do alívio da dor.

Sinais de dependência física:

Sinais iniciais: lacrimejamento; bocejo; e sudorese.

Sinais tardios: agitação; irritabilidade; tremores; anorexia; pupilas dilatadas; e anafilaxia (raro acontecer).

Uma das causas que impede o uso adequado dos opioides principalmente em pediatria, pelos profissionais de saúde, para o alívio da dor é o temor infundado do vício. Os profissionais de saúde costumam igualar equivocadamente os três termos vício em narcóticos, tolerância medicamentosa e dependência física ao vício. Esses termos refletem ações comportamentais e fisiológicas completamente diferentes.

- Vício em narcóticos: padrão comportamental e voluntário caracterizado por comportamento compulsivo de procura pela droga, levando ao envolvimento com uso e procura pela droga para fins diferentes dos motivos médicos, como o alívio da dor.

- Tolerância medicamentosa: necessidade fisiológica e involuntária por dose maior de opioide para manter o efeito analgésico original.

- Dependência física ao vício: efeito fisiológico e involuntário manifestado por sintomas de abstinência, quando o uso crônico do opioide é abruptamente interrompido ou quando um antagonista de opioides, como o naloxone (narcan), é administrado.

CUIDADOS DE ENFERMAGEM

- Saber reconhecer as reações de dor do paciente, inclusive nos lactentes e neonatos que não manifestam relato verbal da dor.

- Não subestimar a dor do paciente.
- Saber usar adequadamente os métodos não farmacológicos e farmacológicos.
- Administrar os analgésicos adequadamente conforme prescrição médica, estando sempre atento à dose, via, paciente certo, medicação certa e validade da medicação.
- Estar atento aos efeitos colaterais dos opioides.
- Os pacientes submetidos ao uso de opioides devem ser monitorizados rigorosamente (verificar FR, FC e PA).
- Comprometer-se com a eliminação ou diminuição da dor sentida pelo paciente.

COMPETÊNCIAS DA EQUIPE MULTIPROFISSIONAL DIANTE DE UMA CRIANÇA COM DOR

- Não julgar a dor de uma criança nem compará-la com a dor de outra pessoa.
- Acreditar na queixa álgica.
- Lembrar que a maioria das lesões musculoesqueléticas causa dores de intensidade moderada a intensa.
- Realizar avaliações constantes, devendo ser aferida de forma contínua e sistematizada, verificando se o fármaco escolhido está sendo adequado ou não para o paciente.
- Documentar todo o processo.
- Utilizar um ou mais instrumentos objetivos para a avaliação da intensidade dolorosa.
- Estabelecer um fluxo de comunicação entre a equipe e o paciente de modo a agilizar os ajustes no plano terapêutico.
- Incentivar o paciente a informar as suas queixas.
- Observar, anotar e comunicar as consequências da dor (⇧ PA, ⇩ Sat O_2, ⇩ Sono, ⇩ Apetite e demais sinais e sintomas).

- Investigar a ocorrência de efeitos colaterais.
- Observar o comportamento do paciente (choro, gemido, expressão facial de sofrimento, movimentação corporal alterada, posturas de proteção).
- Não esquecer que a criança é quem sente a dor e que o profissional é o observador.
- Prevenir a dor, de acordo com o horário preestabelecido do analgésico e não sob a forma de demanda (se necessário).
- Medicar de acordo com a intensidade da dor e não conforme a expectativa ou hábito profissional.
- Sensibilizar familiares e profissionais sobre a importância do controle da dor, bem como de seus métodos.
- Trabalhar em equipe (todos com um objetivo comum) para alívio e controle da dor.
- Apoiar os grupos ou serviços de dor do hospital.
- Programar aulas periódicas para atualizar a equipe de saúde acerca de aspectos relacionados ao fenômeno álgico, farmacologia etc.
- Lembrar que não há qualidade em um serviço em que o paciente permaneça com dor.

Referências bibliográficas

1 American College of Surgeons – ACS. Committee on trauma. Suporte avançado de vida no trauma – SAVT: Programa para médicos. Trad. do programa ATLS. São Paulo; 2008.

2 Calil AM. Dor e analgesia em vítimas de acidentes de transporte atendidas em um pronto-socorro. [tese]. São Paulo: Escola de Enfermagem da USP; 2003.

3 Sallum Calil AM, Sallum EA, Nogueira L, Domingues C. Mapeamento de lesões em vítimas de acidentes de transporte: revisão sistemática da literatura. Rev Lat-Am Enferm 2009;17(1):120-5.

4 Whaley LF, Wong DL. Cuidado de enfermagem centrado na família à criança doente ou hospitalizada. In: Whaley LF, Wong DL. Enfermagem pe-

diátrica: elementos essenciais à intervenção efetiva. 5. ed. Rio de Janeiro: Guanabara Koogan; 2005. pp. 542-98.

5 Rocha EST, Pedreira ACS. Problemas ortopédicos comuns na adolescência. J Pediatr (Rio J) 2001;77(Supl.2):225-33.

6 Bruschini S. Dores de crescimento. In: Bruschini S. Ortopedia Pediátrica. 2. ed. São Paulo: Atheneu; 1998. pp. 383-417.

7 International Association for Study of Pain (IASP). Consensus development conference statement: the integrated approach to the management of pain. Bethesda: National Institutes of Health; 1994; 6(3): (document number – 491-292).

8 Kanner R. Segredos em Clínica de Dor. Porto Alegre: Artes Médicas; 1998.

9 Sousa FAEF. Dor: o quinto sinal vital. Rev Lat-Am Enferm 2002; 10(3):446-7.

10 Kelly AM. A process approach to improving pain management in the emergency department: development and evaluation. J Accid Emerg Med 2001;18(4):321-2.

11 Alpen MA, Morse C. Managing the pain of traumatic injury. Crit Care Nurs Clin North Am 2001;3(2):243-57.

12 Mc Caffery C, Slaughter A, Pasero C, Montgomery R. Unacceptable pain levels: Approaches to prompting pain relief. Am J Nurs 2002;102(5):75-7.

13 Sigaud CHS et al. A criança com dor. Enfermagem pediátrica - O cuidado de enfermagem à criança e ao adolescente. In: Sigaud CHS, Veríssimo MDLOR. São Paulo: EPU; 2005. pp. 223-9.

14 Claro MT. Dor em pediatria. Reflexões e intervenções de enfermagem. In: Leão ER, Chaves LD. Dor 5° sinal vital. São Paulo: Livraria e Editora Martinari; 2007. pp. 251-71.

15 Harrison D, Loughnan P, Johnston L. Pain assessment and procedural pain management practices in neonatal units in Australia. J Paediatr Child Health 2006;42(1-2):6-9.

16 Elias LS et a. Disagreement between parents and professionals regarding pain intensity in critically ill neonates. J Pediatr (Rio J) 2008;84(1):35-40.

17 Silva EA et al. Práticas e condutas que aliviam a dor e o sofrimento em crianças hospitalizadas. Ciências e Saúde 2007;18(2):157-66.

18 Stevens BJ, Johnston CC, Grunau RVE. Issues of assessment of pain and discomfort in neonates. JOGNN 1995;24(9):849-55.

19 Jorgensen KM. Pain assessment and management in the newborn infant. J Perianesth Nurs 1999;14(6):349-56.

20 Claro MT. Escala de faces para avaliação da dor em crianças: etapa preliminar. [Dissertação de Mestrado]. Escola de Enfermagem de Ribeirão Preto, Universidade de São Paulo; 1993. pp. 1-50.

21 Rossato LM, Magaldi MF. Multidimensional tools: Application of pain quality cards in children. Rev Lat-Am Enferm 2006;14(5):702-7.

22 Rossato LM. Abordagem da dor na criança e no adolescente. In: Almeida FA, Sabatés AL. Enfermagem pediátrica: a criança, o adolescente e sua família no hospital. São Paulo: Manole; 2008. pp. 78-88.

23 Lane E, Latham T. Managing pain using heat and cold therapy. Pediatric Nursing 2009;21(6):14-8.

24 Silva MJPS, Leão ER. Práticas complementares no alívio da dor. Reflexões e intervenções de enfermagem. In: Leão ER, Chaves LD. Dor 5º sinal vital. São Paulo: Livraria e Editora Martinari; 2007. pp. 557-79.

25 Belliene CV, Cordelli DM, Raffaelli M, Ricci B, Morgese G et al. Analgesic effect of watching TV during venepuncture. Arch Dis Child 2006;91(12):1015-7.

26 Wang ZX, Sun LH, Cben AP. The efficacy of non-pharmacological methods of pain management in school age children receiving venepuncture in a pediatric department: a randomized controlled trial of audiovisual distraction and routine psychological intervention. Swiss Med Wkly 2008;138(39-40):579-84.

27 Chambers CT, Taddio A, Uman LS, McMurtry M. Psychological interventions for reducing pain and distress during routine childhood immunizations: a systematic review. Clinical Therapeutics 2009;31(sup B):77-103.

28 Leão ER, Silva MJP. A música como intervenção de enfermagem no controle da dor. In: Leão ER, Chaves LD. Dor 5º sinal vital. São Paulo: Livraria e Editora Martinari; 2007. pp. 581-606.

29 Leão ER, Silva MJP. Música e dor crônica musculoesquelética: o potencial evocativo de imagens mentais. Rev Lat-Am Enferm 2004;12(2):235-41.

30 Margoto PR, Nunes D. Dor neonatal. In: Margotto PR. Assistência ao recém-nascido de risco. Hospital Anchieta, Brasília, 2006. pp.129-33.

31 Bueno M. Dor no período neonatal. Reflexões e intervenções de enfermagem. In: Leão ER, Chaves LD. Dor 5º sinal vital. São Paulo: Livraria e Editora Martinari; 2007. pp. 227-50.

32 Stevens B, Yamada J, Ohlsson A. Sucrose for analgesia in newborn infants undergoing painful procedures. (Cochrane Review). In: The Cochrane Library, Issue 4, 2006. Oxford: Update Software.

33 Gaspardo CM, Linhares MBM, Mertinez FE. A eficácia da sacarose no alívio de dor em neonatos: revisão sistemática da literatura. J Pediatr (Rio J) 2005;8:435-42.

34 Tomo TT, Rubbo AB. Tratamento farmacológico da dor. Reflexões e intervenções de enfermagem. In: Leão ER, Chaves LD. Dor 5º sinal vital. São Paulo: Livraria e Editora Martinari; 2007. pp. 478-516.

35 Organización Mundial de la Salud. Alivio del dolor en el cancer. Ginebra, 1987.

36 Bell TL, Mitchiner JC, Frederiksan SM, McCormick J. Patient preferences regarding pain medication in the ED. Am J Emerg Med 2000;18(4):376-80.

37 Lewis LM, Lasater LC, Brooks CB. Are emergency physicians too stingy with analgesics? South Med J 1994;87(1):7-9.

38 Ward KR, Yealy DM. Systemic analgesia and sedation in managing orthopedic emergencies. Emerg Med Clin North Am 2000;18(1):141-65.

O paciente com aparelho gessado

6

Idalina Brasil Rocha da Silva
Ana Cristina Mancussi e Faro

> **Palavras-chave** Cuidados especializados; enfermagem; ortopedia; traumatologia; fraturas.
>
> **Estrutura dos tópicos** Introdução. Finalidade. Indicações. Técnica para confecção do aparelho gessado. Complicações relacionadas ao aparelho gessado. Cuidados de enfermagem ao paciente com aparelho gessado. Considerações finais. Referências bibliográficas.

INTRODUÇÃO

Instituído pelo médico holandês Antonius Mathijsen em 1852, o tratamento pela instalação de aparelhos gessados tem se mostrado efetivo como tratamento principal e auxiliar na ortopedia e traumatologia até os dias de hoje[1].

Concebidas em 1930 pelo engenheiro alemão Karl Mienes, as ataduras gessadas são encontradas no mercado atualmente em rolos de diversas larguras e comprimentos (6, 10,15 e 20 cm de largura e 5 ou 6 m de comprimento)[2]. Existe também o gesso de origem sintética, que possui secagem mais rápida, sendo utilizado a critério médico[2] (Quadro 1).

Quadro 1 Características funcionais segundo o tipo de gesso[2]

Características	Gesso natural	Gesso sintético
Composição	Tecido de gaze especial 100% algodão impregnada com massa viscosa de gesso semi-hidratado, derivado de celulose, adesivo e solvente.	Tecido de fibra de vidro impregnada com resina poliuretano.
Preparação	Os rolos devem ser imersos em água.	Prontos para uso, em embalagens aluminizadas, lacradas.
Instalação	Após o acolchoamento prévio com algodão ortopédico, com o rolo aberto e molhado, colocá-lo sobre o membro, sem puxar ou esticar, ajustando-o aos contornos e protegendo-o.	Igual ao gesso natural.
Tempo de secagem	Até 24 horas, dependendo da espessura do aparelho.	De 5 a 7 minutos de acordo com o aparelho.
Suporte de peso	Após 48 horas de instalação.	Após 15 a 30 minutos de instalação.
Qualidade do gesso	Branco, brilhante e radiotransparente. Não é à prova d'água.	Fino, poroso, radiotransparente, à prova d'água.

FINALIDADE

Esse tipo de técnica tem como objetivos imobilizar uma parte do corpo em uma posição específica, imobilizar fraturas reduzidas, corrigir uma deformidade ou sustentar e estabilizar as articulações enfraquecidas (Quadro 2)[1-3].

Quadro 2 Finalidades do uso de aparelho gessado[1-3]

Principais finalidades
– Promover a imobilização provisória de uma fratura ainda não reduzida (aguardando tratamento cirúrgico).   – Corrigir deformidades congênitas (pé torto congênito e displasia de quadril).   – Promover a imobilização de segmentos osteoarticulares em casos de infecção.   – Manter regiões operadas imobilizadas, por período específico da reabilitação.

INDICAÇÕES

Os aparelhos gessados são indicados conforme o tipo de lesão, deformidade, segmento corporal e finalidade específica (Quadro 3).

Quadro 3 Indicação do aparelho gessado segundo o tipo de lesão[2]

Tipo de lesão	Indicação
Fratura	Realizar tratamento incruento, após avaliação do tipo, grau e região da fratura.
Luxação*	Após redução, imobilizar o membro afetado.
Entorse**	Imobilizar e manter o alinhamento correto da região lesada.
Malformação congênita	Promover e manter o correto posicionamento de membros com algum tipo de malformação congênita (displasia de quadril e pé torto congênito).
Pós-operatório	Imobilização da região operada, em alguns procedimentos cirúrgicos ortopédicos, como em fixação de articulações (joelho, cotovelo, punho, entre outras).

* Perda do contato de superfícies ósseas de articulações, ocasionando lesão de tecidos, principalmente capsulares e ligamentares, com perda de função[2].
** Lesão em partes moles, causada por movimento de rotação, podendo ocasionar rompimento dos ligamentos, com dor aguda, edema local e déficit funcional[2].

TÉCNICA PARA CONFECÇÃO DO APARELHO GESSADO

Durante a confecção do aparelho gessado, todas as proeminências ósseas e a pele devem ser protegidas de possíveis lesões com malha tubular e algodão ortopédico (Figura 1).

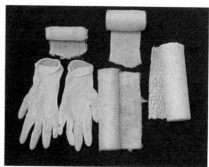

Figura 1 Materiais necessários para confecção do aparelho gessado: luvas de procedimento, ataduras de crepe, malha tubular, algodão ortopédico e atadura de gesso[3].

O aparelho é confeccionado conforme a região corpórea afetada (Figura 2 e Quadro 4).

Quadro 4 Tipo de aparelho gessado e sua indicação[1-3]

Aparelho gessado	Indicação
Minerva (halogesso)	Imobilização da coluna cervical e torácica alta.
Colete gessado	Imobilização da coluna torácica baixa e lombar.
Toracobraquial	Imobilização da cintura escapular e do úmero.
Axilopalmar	Imobilização do cotovelo e dos ossos do antebraço.
Antebraquiopalmar (luva gessada ou curto de braço)	Imobilização da articulação do punho e dos ossos do carpo.
Calção gessado	Imobilização da cintura pélvica e da articulação coxofemoral.
Pelvipodálico	Imobilização da articulação coxofemoral e do fêmur.
Inguinopodálico	Imobilização da articulação do joelho e dos ossos da perna.
Inguinomaleolar	Imobilização da articulação do joelho.
Suropodálico (curto de perna ou bota gessada)	Imobilização do tornozelo, articulações e ossos do pé.

6 O PACIENTE COM APARELHO GESSADO   **147**

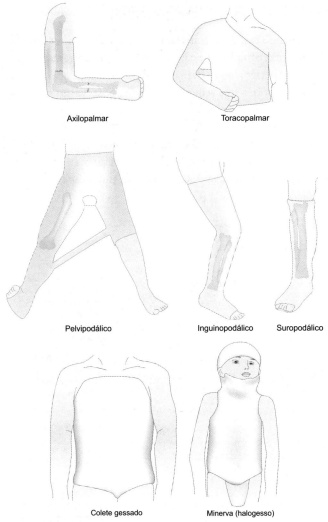

Figura 2   Tipos de aparelho gessado[2,4].

COMPLICAÇÕES RELACIONADAS AO APARELHO GESSADO

Quando instalado o aparelho gessado, podem ser observadas algumas complicações. Estas podem ser decorrentes de confecção imperfeita ou podem estar diretamente relacionadas ao trauma prévio, o que requer a constante observação para a detecção de sinais e sintomas indicativos de tais complicações[1,2].

Algumas complicações como comprometimento nervoso, síndrome compartimental e úlcera por pressão podem ser evitadas assim que o paciente apresentar um ou mais sinais e sintomas, indicativos da avaliação da confecção do aparelho ou até mesmo da sua retirada (Quadro 5).

Quadro 5 Principais complicações relacionadas aos aparelhos gessados[1,2,5].

Complicação	Causa	Sinais e sintomas
Síndrome compartimental	Compressão do membro, ocasionada por edema progressivo ou confecção de aparelho apertado.	Dor intensa, edema acentuado, palidez, parestesia, diminuição da perfusão periférica, diminuição da temperatura na extremidade do membro.
Embolia gordurosa	Obstrução de vasos menores por glóbulos de gordura, mobilizados pela redução e imobilização da fratura.	Dispneia, distúrbios cerebrais, agitação, delírio, aumento da frequência respiratória e petéquias.
Infecção	Lesão prévia de pele, processos alérgicos.	Aumento da temperatura local, odor fétido e presença de secreção pelo aparelho (manchas) e dor local.
Comprometimento nervoso	Pressão do nervo sobre proeminências ósseas.	Equinismo (pressão do nervo fibular sobre a proeminência óssea da fíbula).

Úlcera por pressão	Proteção inadequada de proeminências ósseas que, com a pressão ocasionada pelo aparelho, podem gerar ulcerações locais.	Dor local, presença de bolhas e lesões ulceradas localizadas.
Edema em janela*	Fechamento inadequado da janela, após troca de curativos.	Edema acentuado no local da janela.

* Abertura realizada no aparelho gessado, para realização da troca de curativos existentes no membro imobilizado.

CUIDADOS DE ENFERMAGEM AO PACIENTE COM APARELHO GESSADO

Os cuidados de enfermagem a pacientes com aparelho gessado devem ter início a partir do momento em que é indicado o uso de tal tratamento até o momento em que o paciente retorne para seu domicílio com o aparelho ou faça sua retirada, orientando-o de maneira objetiva e clara em cada fase (Quadro 6 e Figura 3).

Quadro 6 Cuidados de enfermagem ao paciente com aparelho gessado[1,2,5].

Instalação do aparelho gessado

- Orientar o paciente e seus familiares sobre o procedimento a ser realizado pelo médico.
- Questionar a presença prévia de alergia a gesso ou outro material utilizado no aparelho e verificar com o médico a possibilidade da utilização do gesso sintético.
- Reunir o material necessário para o procedimento.
- Realizar a higiene do membro com sabonete neutro, para eliminar possíveis sujidades e oleosidade excessiva da pele.
- Realizar tricotomia do membro, se necessário.
- Informar que as proeminências ósseas serão protegidas com algodão ortopédico e malha tubular.
- Solicitar que o paciente mantenha o membro relaxado durante o procedimento.
- Esclarecer ao paciente que o calor sentido durante a instalação da atadura gessada é ocasionado pela reação exotérmica do gesso com a água e que ele desaparecerá dentro de cinco a quinze minutos.
- Separar material para procedimento anestésico, caso seja necessário o uso de tal técnica para realização de redução ou alinhamento de fratura.
- Em casos de redução ou alinhamento sob anestesia, manter o carrinho de emergência revisado e posicionado.

Após a instalação do aparelho gessado

- Manter o aparelho gessado exposto ao ar livre para secagem.
- Manipular o aparelho quando ainda úmido com as mãos espalmadas, evitando que a ponta dos dedos ocasione o afundamento no gesso.
- Explicar que o processo de secagem pode levar até 48 horas.
- Contatar o médico quando verificada a presença de sangue no aparelho, demarcando a região com uma caneta e anotando a data e a hora da ocorrência.
- Verificar constantemente o pulso, a perfusão periférica, a temperatura, a sensibilidade e a mobilidade da extremidade do membro com aparelho gessado.
- Manter o membro elevado e posicionado adequadamente com o auxílio de coxins, para prevenir edema e propiciar conforto ao paciente.
- Estimular a movimentação das extremidades periodicamente.
- Dar importância a dores que não cessam com o uso de medicamentos (pode ser indicativo de compressão nervosa e circulatória por aparelho muito apertado).
- Proteger as bordas do aparelho que ficam próximas à região perineal, durante as eliminações vesicointestinais e cuidados íntimos.
- Proteger o aparelho com saco plástico ou outro tipo de material impermeável durante o banho.
- Observar o padrão respiratório com a finalidade de detectar a presença de quadros de embolia gordurosa.
- Manter o correto fechamento de janelas no aparelho após a realização de curativos.
- Verificar a presença de manchas e odor fétido no aparelho e comunicar ao médico.
- Comunicar ao médico a presença de náuseas e vômitos em pacientes com aparelho gessado no tronco.
- Orientar o paciente e seus familiares que não podem ser introduzidos objetos no espaço entre o gesso e a pele, pois ela pode ser lesionada.

Durante a retirada do aparelho gessado

- Esclarecer que o cortador do gesso corta por vibração e não ocasionará lesões, apenas calor local.
- Lavar a pele com sabonete neutro, sem realizar fricção da pele, que estará sensibilizada.

CONSIDERAÇÕES FINAIS

O tratamento conservador de fraturas com a utilização de aparelho gessado, apesar de ser atualmente utilizado em menor escala, por estar sendo substituído pelo tratamento cirúrgico, ainda é uma

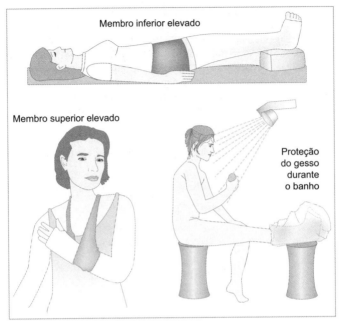

Figura 3 Cuidados com aparelhos gessados[2].

técnica que auxilia na recuperação pós-cirúrgica da fixação, alinhamento e tratamento definitivo de determinados tipos de fratura.

A utilização desse tipo de técnica requer, desde sua confecção até a manutenção, conhecimento e habilidade dos profissionais envolvidos, para que se evite complicações que possam dificultar a reabilitação do paciente e seu retorno às atividades de vida diária.

Referências bibliográficas

1 Camargo FP, Fusco EB, Carazzato JG. Técnicas de Imobilização. São Paulo: EPU; 1978.

2 Onoe EKN, Faro ACM, Ventura MF. Assistência de enfermagem a pacientes com aparelho gessado. In: Ventura MF, Faro ACM, Onoe EKN, Utimura M. Enfermagem Ortopédica. São Paulo: Cone; 1996. pp. 117-24.

3 UNIMES. Procedimentos Básicos de Traumatologia. Universidade Metropolitana de Santos, 2005. Disponível em: http://www.unimes.br/aulas/MEDICINA/Aulas2005/1ano/Procedimentos_basicos_em_medicina/procedimentos_basicos_de_traumatologia.html. Acesso em: 30/03/2010.

4 Almeida MA, Vaccari A, Souza C, Mollmann J, Mascolo NP, Pinto SB. Disfunções musculoesqueléticas. UFRGS; 2006.

5 Faro ACM, Monteiro CR, Leite CS, Itami LT. Assistência de Enfermagem em ortopedia e traumatologia: Série especialidades. São Caetano do Sul: Difusão; 2009. pp. 28-31.

O enfermeiro na assistência ao paciente em avaliação por imagens

7

Ana Cristina Mancussi e Faro
Cláudia Lysia de Oliveira Araújo

> **Palavras-chave** Diagnóstico; exames de imagens; vantagens; desvantagens.
>
> **Estrutura dos tópicos** Introdução. História do raio X. Tomografia computadorizada. Ressonância magnética. Cintilografia. Referências bibliográficas.

INTRODUÇÃO

Os exames de imagem são ferramentas de apoio ao diagnóstico médico desde a Grécia antiga. Graças ao avanço tecnológico, os exames laboratoriais e de imagem estão cada vez mais precisos e detalhados, o que traz benefícios principalmente nos casos mais graves ou naqueles em que o diagnóstico é mais difícil.

Em alguns casos, os exames apontam pequenas alterações que não têm nenhuma consequência para a saúde do paciente. Em outros, porém, revelam doenças em estágio inicial que, se tratadas, têm maiores chances de cura.

O paciente ortopédico pode apresentar uma variedade de sintomas, mas o enfermeiro deve ser cuidadoso na obtenção de uma descrição precisa da dor, da fraqueza, do adormecimento ou da perda de função. Essas queixas são de extrema importância na avaliação de um paciente em que se suspeite ou em que seja conhecida uma doença ou condição ortopédica. Deve-se considerar a sintomatologia como um todo e o curso completo da evolução da doença, e não somente a queixa primária.

O enfermeiro que trabalha com pacientes ortopédicos deve estar atualizado no que diz respeito à interpretação de imagens radiológicas normais e anormais. É conveniente ter algum conhecimento básico da interpretação de radiografias e outros exames afins. Esses conhecimentos permitem que o enfermeiro possa planejar e participar mais ativamente no processo de cuidado do paciente.

HISTÓRIA DO RAIO X

No fim da tarde de 8 de novembro de 1895, quando todos haviam encerrado a jornada de trabalho, o físico alemão Wilhelm Conrad Roentgen (1845-1923) continuava no seu pequeno laboratório; ele se ocupava com a observação da condução de eletricidade através de um tubo de Crookes. Nas proximidades do tubo de vácuo, havia uma tela coberta com platinocianeto de bário, sobre a qual projetava-se uma inesperada luminosidade, resultante da fluorescência do material. Roentgen girou a tela, de modo que a face sem o material fluorescente ficasse de frente para o tubo de Crookes; ainda assim, ele observou a fluorescência[1].

Os exames radiográficos utilizam raios X (RX). O feixe de raios X, transmitido através do paciente, impressiona o filme radiográfico, o qual, uma vez revelado, proporciona uma imagem que permite distinguir estruturas e tecidos com propriedades diferenciadas.

Durante o exame radiográfico, os raios X interagem com os tecidos por meio do efeito fotoelétrico e Compton. Em relação à probabilidade de ocorrência desses efeitos, obtém-se imagens radiográficas que mostram tonalidades de cor cinza bem diferenciadas; conforme a densidade, tudo o que está dentro do corpo surge em uma cor diferente na radiografia[1].

Nos ossos, a radiografia acusa fraturas, tumores, distúrbios de crescimento e postura. Nos pulmões, pode flagrar desde pneumonia até câncer. Em casos de ferimento com armas de fogo, ela é capaz de localizar onde foi parar o projétil dentro do corpo. Na densitometria óssea, os raios X detectam a falta de mineral nos ossos e podem acusar osteoporose, comum em mulheres após a menopausa. Na radiografia contrastada, é possível diferenciar tecidos com características bem similares, como os músculos e os vasos sanguíneos, por meio do uso de substâncias de elevado número atômico (iodo ou bário). Além disso, o raio X possibilitou o surgimento de exames como a tomografia axial computorizada (TAC) que, com ajuda do computador, é capaz de fornecer imagens em vários planos, de forma rápida e precisa, utilizando quantidades mínimas de radiação[2].

O organismo apresenta várias densidades aos RX, conforme a sua capacidade de absorver mais ou menos a radiação, as quais estão descritas a seguir.

Densidades radiográficas

- Ar: a área mais escura da radiografia (p. ex., pulmão).
- Gordura: a área pouquíssimo mais clara que o ar e facilmente confundida com a densidade água.

- Líquido (água)/músculo: a área mais clara que a densidade de gordura (p. ex., fígado).
- Osso: a área esbranquiçada da radiografia (p. ex., costelas).
- Metal: a densidade mais esbranquiçada da radiografia, mais que a densidade osso (p. ex., corpos estranhos).

Objetivo do raio X

O objetivo do RX é (1) determinar o tipo de fratura e dano aos tecidos moles e articulações; (2) demonstrar a posição e a relação entre os fragmentos, permitindo optar pelo melhor tratamento, a precisão da redução e o progresso da consolidação.

Meio de contraste na radiografia

Além das densidades radiográficas, uma imagem se define pelo contraste radiológico. Não é possível distinguir uma estrutura de outra se ambas possuírem a mesma densidade radiográfica. É preciso que a estrutura seja delineada por um material de outra densidade contrastante para se tornar nítida. Os meios de contraste artificiais à base de iodo e bário apresentam densidade metálica, por isso são radiopacos e introduzidos por via oral, retal ou intravenosa.

Cuidados de enfermagem

A atuação do enfermeiro é fundamental. Exige treinamento constante da equipe para desempenho eficiente das atividades peculiares, assim como orientação e preparo do paciente para a realização de procedimentos radiológicos, tendo em vista uma assistência de qualidade.

A assistência de enfermagem tem o objetivo de preparar o paciente, física e emocionalmente, para o procedimento radiológico e prestar-lhe cuidados antes, durante e após a realização do procedimento. As medidas de preparo apresentam peculiaridades diferentes de um para outro exame, mas fundamentalmente é importante proporcionar condições físicas, emocionais e ambientais para que tal procedimento tenha condições satisfatórias de ser realizado, sem causar muito desconforto ao paciente. O enfermeiro deve[2-4]:

- explicar o procedimento ao paciente;
- fornecer avental ao paciente e orientá-lo a remover a roupa da parte do corpo a ser examinada e retirar objetos radiopacos;
- verificar os sinais vitais;
- posicionar corretamente o corpo a ser examinado, conforme a necessidade ou não de modificar a posição na mesa de exame durante o procedimento;
- proteger as gônadas do paciente com acessório plumbífero;
- estimular a cooperação do paciente durante o exame, seguindo as orientações fornecidas pelo técnico em radiologia;
- orientar sobre a breve sensação do contraste ingerido ou injetado no corpo do paciente;
- observar sinais e sintomas de reação alérgica ao contraste, durante e após a administração, bem como atender às solicitações da equipe;
- solicitar ao paciente que informe quaisquer outras anormalidades;

- permanecer na sala, se preciso, ou possibilitar a presença de um acompanhante do paciente. Em ambas as situações, seguir corretamente as medidas de proteção radiológica;
- anotar e tomar as devidas providências quanto às reações do paciente ao meio de contraste;
- ajudar o paciente a sair da mesa de exames ou transportá-lo para a maca ou cadeira de rodas, observando suas condições físicas;
- encaminhar o paciente à unidade de origem ou liberá-lo para alta, orientando quanto à importância da ingestão de líquidos, para agilizar a eliminação do contraste, desde que não haja contraindicação.

TOMOGRAFIA COMPUTADORIZADA

Nos atuais tomógrafos computadorizados, um tubo de raios X emite um feixe de radiação de forma laminar e de espessura muito fina, da ordem de milímetros, que atravessa o paciente indo sensibilizar um conjunto de detectores. Estes, por sua vez, se encarregam de transmitir o sinal em forma de uma corrente elétrica de pequena intensidade a um dispositivo eletrônico responsável pela conversão dos sinais elétricos em dígitos de computador[5].

Para que a imagem possa ser interpretada como uma imagem anatômica, múltiplas projeções são feitas a partir de diferentes ângulos. O computador de posse dos dados obtidos nas diferentes projeções constrói uma imagem digital representada por uma matriz.

Cada elemento de imagem da matriz (pixel) se apresenta com um tom de cinza correspondente à sua densidade radiológica. A escala proposta por Hounsfield e largamente utilizada nos equipamentos atuais associa as densidades das diferentes estruturas anatômicas a um grau específico na escala de cinza[5].

Características do método

1 A tomografia apresenta feixe de aspecto laminar e em forma de leque.

2 A aquisição das imagens ocorre no plano do *gantry*, o que, primariamente, gera cortes transversais ao plano do corpo.

3 A imagem final é digital e pode ser facilmente manipulada por softwares.

4 Quanto maior a matriz, melhor será a resolução da imagem.

Sistema helicoidal (ou espiral)

Os cortes tomográficos são obtidos com a mesa em movimento, de forma que as "fatias" não são necessariamente planas, mas na forma de hélices, enquanto o método de aquisição se assemelha a um modelo espiral (Figura 1).

Tomografia helicoidal *multi-slice*

Os tomógrafos *multi-slice* trabalham com várias coroas de detectores pareadas, que podem apresentar as mesmas dimensões. Alguns fabricantes optam por um conjunto de detectores de diferentes dimensões, por entenderem que, dessa forma, obtém-se maior estabilidade dos detectores em determinadas espessuras de corte. As coroas podem apresentar detectores que vão desde 0,5 até 10 mm[5] (Figura 2).

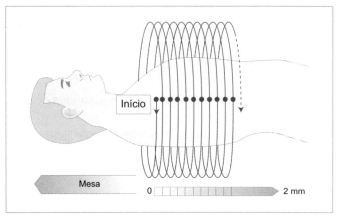

Figura 1 Sistema helicoidal (ou espiral) de tomografia.

O sistema é composto de: *gantry*, mesa de exames, mesa de comando e computador para processamento das imagens.

Associado ao sistema detector, existe um computador que é responsável pelo processamento das imagens, permitindo a visualização das fatias exatamente como foram adquiridas. Ou então, tais informações podem ser reagrupadas por meio de um tratamento computacional, chamado reconstrução de imagens. Essas reconstruções possibilitam que as imagens sejam visualizadas em outros ângulos, o que amplia muito a capacidade do radiologista de identificar e diagnosticar os achados radiológicos[5].

Alguns exames de tomografia são realizados em duas etapas: sem e com contraste de iodo. A administração intravenosa de iodo deve ser feita quando se deseja observar mais claramente alguns vasos, tornando o diagnóstico mais preciso. O iodo utilizado como meio de contraste pode provocar reações alérgicas.

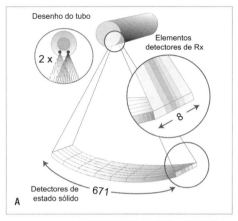
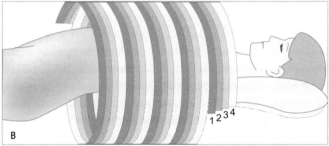

Figura 2 Tomografia helicoidal *multi-slice*. A: múltiplos detectores. B: múltiplos cortes.

Meio de contraste na tomografia computadorizada

O meio de contraste na tomografia computadorizada (TC) é endovenoso, à base de iodo, cuja densidade metálica permite não só dissociar vasos, mas também demonstrar processos dinâmicos de funcionamento dos órgãos estudados (Figura 3).

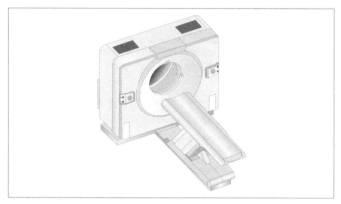

Figura 3 Aparelho de tomografia computadorizada.

Na avaliação do abdome e da pelve, deve haver opacificação do estômago e alças intestinais, por meio da ingestão de solução pouco concentrada do meio de contraste iodado. A diluição é necessária em razão da alta sensibilidade do computador na detecção do meio de contraste. As alças não opacificadas podem simular massas ou linfonodomegalias. Em alguns casos, usa-se a opacificação da ampola retal via retrógrada[6].

Ao se fazer a injeção endovenosa do meio de contraste, as lesões podem captar ou não o iodo. Com base nisso, as lesões podem ser classificadas em:

- lesão hipercaptante: lesão que capta muito o meio de contraste;
- lesão hipocaptante: lesão que capta pouco o meio de contraste;
- lesão não captante: lesão que não capta o meio de contraste;
- lesão espontaneamente lisa: lesão de alta densidade sem a injeção do meio de contraste;

- lesão isodensa: lesão que capta o meio de contraste e torna-se de igual densidade às estruturas vizinhas.

Características das imagens tomográficas

A escala de cinzas é formada por um grande espectro de representações de tonalidades entre branco, cinza e preto. A escala de cinzas é a responsável pelo brilho de imagem. Uma escala de cinzas foi criada especialmente para a tomografia computadorizada, e sua unidade foi chamada de unidade Hounsfield (HU), em homenagem ao cientista que desenvolveu a tomografia computadorizada[5]. Nessa escala tem-se o seguinte:

- água = zero unidades Housfield (0 HU);
- ar = -1000 (HU);
- osso = 300 a 350 HU;
- gordura = -120 a -80 HU;
- músculo = 50 a 55 HU.

As imagens tomográficas podem ser obtidas em dois planos básicos: o plano axial (perpendicular ao maior eixo do corpo) e o plano coronal (paralelo à sutura coronal do crânio, ou seja, é uma visão frontal). Após obtidas as imagens, recursos computacionais podem permitir reconstruções no plano sagital (paralelo à sutura sagital do crânio) ou reconstruções tridimensionais.

Vantagens

- Permite o estudo de "fatias" ou secções transversais do corpo humano vivo, ao contrário do que é dado pela radiologia convencional, que consiste na representação de todas as estruturas do corpo sobrepostas. É assim obtida uma imagem em que a percepção espacial é mais nítida.

- Maior distinção entre dois tecidos. A TC permite distinguir diferenças de densidade da ordem de 0,5% entre tecidos, ao passo que na radiologia convencional esse limiar situa-se nos 5%.
- Dessa forma, é possível a detecção ou o estudo de anomalias que não seria possível senão por meio de métodos invasivos, sendo assim um exame complementar de diagnóstico de grande valor.

Desvantagens

- Uma das principais desvantagens da TC é o fato de utilizar radiação X. Esta tem um efeito negativo sobre o corpo humano, sobretudo pela capacidade de causar mutações genéticas, visíveis principalmente em células que estão prestes a se multiplicar com rapidez.
- Embora o risco de se desenvolverem anomalias seja baixo, é desaconselhada a realização de TCs em grávidas e em crianças, devendo-se ponderar com cuidado os riscos e os benefícios. Apesar da radiação ionizante X, com o passar dos anos o exame torna-se o principal método de diagnóstico por imagem, para avaliação de estruturas anatômicas com densidade significativa.
- Apesar de um pouco caro, não é tanto como outrora, se comparado aos raios X convencionais, oferecendo ao profissional médico um diagnóstico rápido e cada vez mais confiável.

RESSONÂNCIA MAGNÉTICA

A ressonância magnética (RM) é um exame mais versátil, pois permite cortes em qualquer plano. O processo de obtenção de imagem da RM é mais complexo e completamente diferente do da TC. Na RM a imagem é construída a partir da resposta dos prótons nos núcleos do hidrogênio a um pulso de radiofrequência (RF), após o paciente ter sido colocado em um campo magnético muito forte. De acordo com o arranjo molecular, cada próton responde de maneira diferenciada ao pulso de RF. Assim, o próton de uma molécula de ácido graxo responde mais rapidamente que o de uma molécula de água. Isso ocorre porque a molécula "rigidamente organizada" da gordura permite menos mobilidade que a da água em estado líquido. Entre esses extremos, há uma gradação de sinais, o que permite a diferenciação de detalhes muito sutis entre os tecidos. A tendência natural do próton após ter recebido o pulso de RF é realinhar-se em relação ao campo magnético ao qual está submetido. Isso é definido como a característica T1 do tecido[5].

Por definição, T1 é o tempo que os prótons do tecido levam para recuperar aproximadamente 63% da magnetização inicial. Quando são ativados pelo pulso de RF, os prótons ficam inicialmente "em fase" ou rodando (*spinning*) juntos, para depois perderem essa coesão e ficarem fora de fase, o que é chamado de tempo T2 de relaxamento 1[5] (Figura 4).

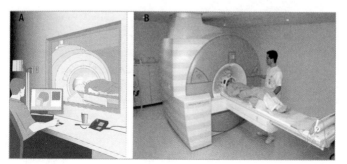

Figura 4 A e B: ressonância magnética.

Exame de RM

O aparelho de RM é um tubo largo que funciona como um ímã que cria o campo magnético (Figura 5). Normalmente, esse campo é orientado aleatoriamente, isto é, não apresenta uma orientação específica. Para efetuar o exame, o paciente deve ser deitado em uma marquesa móvel que o leve para dentro do tubo magnético, que faz com que os prótons do corpo se orientem a favor ou contra a direção do campo magnético do aparelho. Então, são enviados curtos pulsos de radiofrequência para a área que se pretende examinar, fazendo com que a orientação dos prótons se altere; assim, o corpo emite sinais que são transformados em um computador, por meio de uma operação algorítmica, em imagens digitais[5].

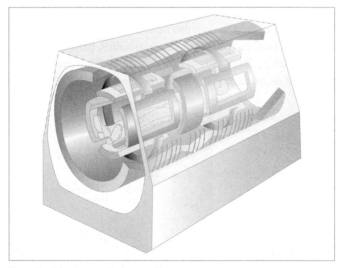

Figura 5 Tubo de ressonância magnética.

Em alguns exames de RM, deve ser administrado um contraste – um líquido que acentua as imagens dos órgãos e/ou vasos sanguíneos. Depois do exame, esse líquido é eliminado do corpo pela urina.

Esses pulsos de radiofrequência são aplicados por uma bobina que se adapta à parte do corpo da qual se quer gerar a imagem. Quando o pulso de radiofrequência é desligado, os prótons de hidrogênio começam a retornar lentamente aos seus alinhamentos naturais dentro do campo magnético e liberam o excesso de energia armazenada. Ao fazer isso, eles emitem um sinal que a bobina recebe e envia para o computador, formando o espectro de RM (Figura 6):

- frequência extremamente baixa;
- frequência muito baixa;
- micro-ondas;
- raios x;

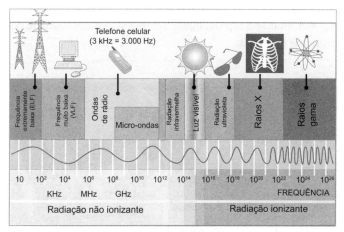

Figura 6 Radiofrequência de ressonância magnética.

- frequência;
- radiação não ionizante.

Imagens obtidas por RM

A intensidade do sinal da RM de um determinado tecido está relacionada com a quantidade de água que ele possui. Quanto maior o conteúdo de água, mais forte o sinal da RM e melhor a imagem resultante. Os tecidos com lesões têm alteração no conteúdo de água e normalmente têm mais água que um tecido saudável (Figura 7).

Vantagens

- Garante segurança, pois não usa radiação ionizante, sendo assim um modo não invasivo e não destrutivo.
- As imagens produzidas são de alta resolução.
- Pode ser utilizada tanto em sólidos como em líquidos.
- A análise é rápida, quase sempre sem a necessidade de produtos químicos.

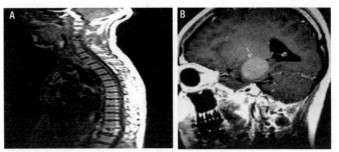

Figura 7 A: RM da coluna cervical. B: RM do crânio.

- É a melhor maneira de ver o corpo por dentro sem precisar abri-lo.

Entre as diversas razões pelas quais um exame de ressonância deve ser realizado, estão:
- diagnosticar esclerose múltipla;
- diagnosticar tumores na glândula pituitária e no cérebro;
- diagnosticar infecções no cérebro, medula espinal ou articulações;
- visualizar ligamentos rompidos no punho, joelho e tornozelo;
- visualizar lesões no ombro;
- diagnosticar tendinite;
- avaliar massas nos tecidos macios do corpo;
- avaliar tumores ósseos, cistos e hérnias de disco na coluna;
- diagnosticar derrames em seus estágios iniciais.

O fato de os aparelhos de ressonância não usarem radiação ionizante é um conforto para muitos pacientes, assim como o fato de os materiais de contraste terem uma incidência de efeitos colaterais muito pequena. Outra grande vantagem da ressonância magnética é sua capacidade de gerar imagens de qualquer plano. A tomografia é limitada a um só plano, o plano axial (na analogia do pão, o plano axial seria a maneira que normalmente se fatia pães para fazer torrada). Já um aparelho de ressonância magnética é capaz de criar imagens axiais e imagens no plano sagital (como se o pão fosse cortado no sentido de sua extensão) e coronal (imagine as camadas de um bolo) ou qualquer nível entre esses. E o que é melhor: o paciente não precisa fazer nenhum movimento. No exame de raios X, cada vez que uma foto diferente é tirada, o paciente tem de se mexer. Os três magnetos gradientes de que já falamos permitem que o aparelho de ressonância escolha a parte exata do corpo da qual se quer gerar uma imagem e oriente o corte das "fatias"[5] (Figura 8).

Desvantagens

- Tem custo elevado.
- A pessoa que está sendo examinada deve permanecer totalmente imóvel.
- O campo magnético é potencialmente perigoso para grávidas e para pacientes que possuem implantes metálicos no organismo, sejam marca-passos ou pinos ósseos de sustentação.
- Possuem pouca definição na imagem de tecidos ósseos normais. Porém, alterações na densidade de prótons desses ossos, promovido por patologias como câncer, seriam prontamente acusados pela RM.

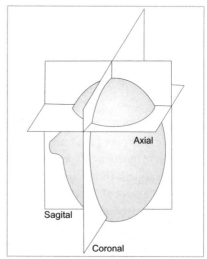

Figura 8 Planos sagital, axial e coronal.

- Há muitas pessoas que não podem fazer esse exame por questões de segurança (p. ex., pessoas com marca-passo) e há pessoas que são grandes demais para entrar na máquina.
- O número de pessoas com claustrofobia no mundo é muito grande; estar em um aparelho de ressonância magnética é uma experiência muito incômoda para elas.
- Durante o exame, a máquina faz muito barulho. São sons de batidas contínuas e rápidas. Por isso, os pacientes recebem protetores ou fones de ouvido para abafar o barulho (na maioria dos centros de exame de ressonância magnética, o paciente pode até levar uma fita cassete ou CD para ouvir). O barulho é criado pelo aumento da corrente elétrica nos fios dos magnetos gradientes que estão enfrentando a resistência do campo magnético principal. Quanto mais forte o campo principal, mais alto o barulho dos magnetos gradientes.

Os pacientes devem ficar completamente imóveis durante longos períodos. Os exames podem durar de 20 a 90 minutos ou mais. Mesmo o menor movimento da parte do corpo que está sendo examinada pode fazer com que as imagens fiquem completamente distorcidas e tenham de ser refeitas.

Equipamentos ortopédicos (p. ex., pinos, placas e articulações artificiais) na área do exame podem causar graves distorções nas imagens. Isso porque o equipamento cria uma alteração significativa no campo magnético principal. Por essa razão, é essencial que haja um campo uniforme ao gerar as imagens.

Os equipamentos de ressonância são extremamente caros, o que torna os exames caros também.

Os benefícios quase que ilimitados da ressonância magnética para a maior parte dos pacientes batem de longe suas poucas desvantagens.

Avaliar os achados radiológicos e descrever os laudos é função do médico radiologista. O enfermeiro, a partir do conhecimento sobre anatomia e das informações deste capítulo, será capaz de detectar alterações compatíveis com achados patológicos.

CINTILOGRAFIA

A cintilografia, também conhecida pelos nomes de cintigrafia e gamagrafia (também cintilograma ou cintigrama), é um procedimento que permite assinalar em um tecido ou órgão interno a presença de um radiofármaco e acompanhar seu percurso graças à emissão de radiações gama que fazem aparecer na tela uma série de pontos brilhantes (cintilação).

A Medicina Nuclear é uma especialidade médica que utiliza materiais radioativos com fins diagnósticos e terapêuticos. A maioria dos procedimentos diagnósticos consiste na obtenção de imagens (chamadas de mapeamento ou cintilografia) que mostram a concentração de materiais radioativos nos órgãos do paciente. O termo "cintilografia" provém do equipamento que detecta os materiais radioativos, chamados de câmara de cintilação. O aparelho tem esse nome porque emite uma pequena luminosidade (ou cintilação) ao detectar a radiação proveniente do paciente, e é essa cintilação que será convertida no sinal que irá formar a imagem[5] (Figura 9).

A cintilografia é diferente de outros métodos de imagem, como a radiografia simples ou o ultrassom, porque tem como objetivo avaliar a função dos órgãos e não apenas sua morfologia. A avaliação funcional é baseada na capacidade que os órgãos e as células do organismo têm de concentrar e metabolizar diferentes substâncias. Ao administrar compostos radioativos

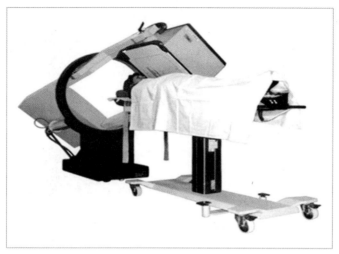

Figura 9 Aparelho de cintilografia.

semelhantes a essas substâncias naturalmente concentradas ou metabolizadas, passamos a ser capazes de "enxergar" como nossos órgãos e células estão trabalhando (Figura 10).

Muitos compostos radioativos ou radiofármacos diferentes podem ser utilizados para estudar a função de diferentes estruturas. Desse modo, um tecido doente que tenha perdido a capacidade de concentrar alguma substância será visto como uma área de menor captação do radiofármaco na cintilografia. Também pode acontecer de um tecido doente apresentar excessiva afinidade por outros compostos, aparecendo em um outro exame de medicina nuclear como uma área com aumento da captação de radiofármacos.

O intervalo entre a administração do material radioativo por via intravenosa ou oral e sua concentração irá depender do composto utilizado e da velocidade do metabolismo no órgão

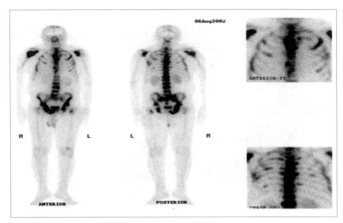

Figura 10 Cintilografia óssea.

estudado. Por esse motivo, o intervalo para iniciar a obtenção das imagens e a duração do estudo é diferente para cada tipo de cintilografia.

As doses de radiação dos procedimentos diagnósticos em Medicina Nuclear são baixas e não provocam efeitos colaterais, sendo semelhantes às doses de um estudo radiológico convencional. Apesar da baixa dose de radiação, os estudos de Medicina Nuclear não devem ser realizados em mulheres grávidas. As pacientes que estejam amamentando devem procurar orientação médica antes da marcação do exame. Não costuma existir qualquer outro tipo de reação aos materiais injetados.

Vantagens e desvantagens

Relacionada às outras técnicas de imagem, tem a capacidade de formar imagem de todo o esqueleto de uma só vez.

No entanto, pelo fato de ser muito sensível, essa modalidade de imagem tem restrições. Logo, por não ser muito específica, torna impossível distinguir vários processos que podem causar o aumento da captação.

Indicações

- Condições traumáticas.
- Tumores (primários e metastáticos).
- Artrites.
- Infecções.
- Doenças ósseas metabólicas.
- Lesões ósseas.
- Doenças vasculares.
- Hemorragia digestiva baixa.

Referências bibliográficas

1 Herbert S. Exame musculoesquelético. In: Herbert S et al. Ortopedia e Traumatologia – princípios e práticas. 4. ed. Porto Alegre: Artmed; 2009. pp. 27-39.

2 Faro ACM. Atenção de Enfermagem em distúrbios musculoesqueléticos. In: Kalinowski CE et al. PROENF – Programas de atualização em enfermagem na saúde do adulto. Porto Alegre: Artmed, ABen, Editorial Médica Panamericana; 2008. pp. 85-109.

3 Mesquita IVM. In: Barros Filho TEP, Lech O. Exame físico em ortopedia. São Paulo: Sarvier; 2002. pp. 82-108.

4 Juhl JH, Crummy AB. Paul e Juhl – Interpretação Radiológica. 7. ed. Rio de Janeiro: Guanabara Koogan; 2000.

5 Haaga JR, Lanzier CF, Sartoris DJ, Zerhouni EA. Tomografia Computadorizada e ressonância magnética do corpo humano. 4. ed. Rio de Janeiro: Guanabara Koogan; 2004.

6 Cesaretti IR, Nischimura LY, Potenza, MM. Enfermagem nas Unidades de Diagnóstico por Imagem. 1. ed. São Paulo: Atheneu; 1999.

8   O paciente em tração

Idalina Brasil Rocha da Silva
Ana Cristina Mancussi e Faro

Palavras-chave Cuidados especializados; enfermagem; ortopedia; traumatologia; fraturas.

Estrutura dos tópicos Introdução. Tração cutânea. Tração esquelética. Considerações finais. Referências bibliográficas.

INTRODUÇÃO

O tratamento ortopédico não deve se restringir apenas à consolidação das fraturas, deve também incluir a preocupação com a cura completa sem a presença de sequelas, tanto para a parte óssea quanto para a unidade funcional do membro afetado[1]. Para isso, podem ser estabelecidos tratamentos por manobras manuais ou aparelhos ortopédicos e cirúrgicos (Figuras 1 e 2)[2].

A tração é uma das técnicas aliadas ao tratamento das fraturas. É um método antigo (Hipócrates, Grécia Antiga – Hugh Owen Thomaz, 1889), mas é utilizado em larga escala pela trau-

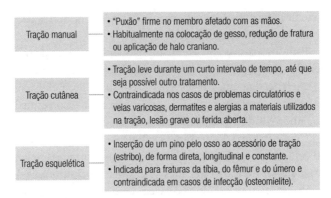

Figura 1 Tipos de tração e suas particularidades[2-4].

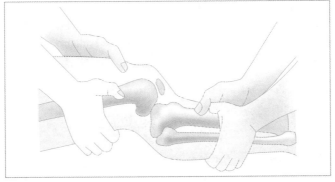

Figura 2 Tração manual[6].

matologia, seja como método de manutenção pré-operatória ou como tratamento conservador[3].

Esse tipo de técnica se baseia em princípios da física, com foco na teoria da força de tração sobre uma parte do corpo. É utilizado para reduzir fraturas, tratar deslocamentos, corrigir ou prevenir deformidades, melhorar ou corrigir contraturas ou diminuir espasmos musculares[2-4].

Estudos mais recentes têm apontado que esse tipo de tratamento prolonga o tempo de internação hospitalar, porém não é um diferencial no que diz respeito ao consumo de analgésicos e à facilitação no ato cirúrgico. A tração, seja cutânea ou esquelética, ainda é indicada em situações específicas e especiais.

Com o avanço das técnicas cirúrgicas em ortopedia, a tração cutânea e esquelética, que eram práticas utilizadas em larga escala, passaram a ser indicadas basicamente para fraturas dos membros inferiores e coluna cervical, com algumas contraindicações (Quadro 1).

- A depender do tipo de fratura e deformidade, a força de tração a ser realizada pode ser oblíqua, vertical ou horizontal[5].
- Deve-se realizar exame radiográfico sempre que aplicado esse tipo de tratamento, com a finalidade de avaliar o resultado efetivo[3].

Quadro 1 Indicação da tração conforme o membro afetado[2]

Região afetada	Indicação
Membro inferior	Fraturas da diáfise do fêmur, do colo do fêmur e transtrocantéricas
Membro superior	Fraturas da diáfise do úmero, fratura-luxação do ombro
Coluna	Fraturas na coluna cervical

TRAÇÃO CUTÂNEA

A tração cutânea promove, por meio de adesivos sobre a pele, a aplicação de força indireta sobre o osso. Nesse tipo de tração, o limite de peso tolerado é de cerca de 3 a 4 kg[2]. Pode ser utilizada com diversas finalidades na ortopedia. Atualmente os tipos de tração cutânea mais utilizados são: tração por extensão de Buck, tração de Russel e tração de Dunlop (Quadro 2)[3].

Quadro 2 Indicação de tração cutânea segundo o tipo de lesão[3]

Tipo de tração cutânea	Indicação
Tração por extensão de Buck	Lesões do quadril, antes da fixação cirúrgica
Tração de Russel	Fraturas de platô tibial
Tração de Dunlop	Fratura supracondilar do cotovelo e do úmero

Hoje em dia, são comercializados *kits* para realização da tração cutânea (Figuras 3 e 4). Na ausência do *kit*, mesmo não sendo preconizado em instituições especializadas em ortopedia e traumatologia, por aumentar a incidência de lesões de pele, pode ser utilizado um *kit* de tração, organizado e confeccionado pela equipe de enfermagem (Quadro 3).

A confecção de tração cutânea e a assistência de enfermagem demandam conhecimento e tempo para sua realização.

Quadro 3 Materiais necessários para a realização da tração cutânea

Itens do *kit* de tração cutânea comercializado	Materiais para confecção da tração cutânea
– Suporte plástico e não flexível para o pé – Cordão de nylon para fixação de peso – Espuma protetora para o tornozelo – Bandagem adesiva com algodão e rayon – Atadura elástica	– Algodão ortopédico, ou – Espuma autoadesiva, para proteção de proeminências ósseas – Adesivos (esparadrapo ou espuma autoadesiva) – Ataduras de crepe – Tábuas quadrangulares com orifício central (4 a 8 cm^2) – Cordão de nylon – Tesoura

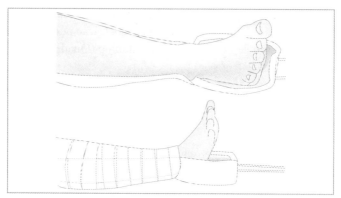

Figura 3   Instalação da tração cutânea, *kit* de tração comercializado[3].

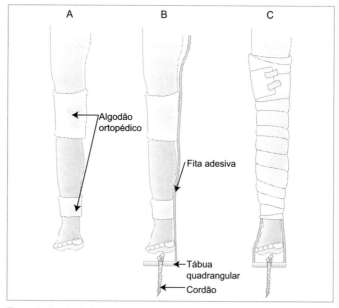

Figura 4   Instalação da tração cutânea confeccionada na instituição[1].

Técnica para instalação da tração cutânea[2-4]

Para instalação da tração, a equipe de enfermagem deve:
- reunir todo o material necessário para a realização da tração e transportá-lo até o quarto do paciente;
- realizar a instalação da tração após o banho ou higienizar o membro antes da instalação, para remover sujidades e oleosidade excessivas da pele;
- orientar o paciente sobre a realização do procedimento e sua finalidade;
- nos casos em que for observada a presença de pelos que podem prejudicar a instalação da tração, realizar a tricotomia com aparelho adequado, evitando a presença de lesões na pele;
- realizar o procedimento com duas pessoas, pois enquanto uma delas realiza a instalação propriamente dita, no caso o médico, a outra realiza a tração manual do membro afetado, pelo pé no caso de membros inferiores (MMII);
- realizar a tração com o material existente na instituição (Quadro 4);

Quadro 4 Técnicas para realização da tração cutânea com o material existente[2-4]

Kit de tração cutânea comercializado	Tração cutânea confeccionada na instituição
Colocar a espuma protetora para tornozelo.	Medir a fita adesiva em palmos de acordo com o membro do paciente.
Posicionar o plástico não flexível paralelo à região do calcâneo.	Medir mais um palmo e posicionar a tábua quadrangular.
Estender a bandagem adesiva no membro afetado.	Reforçar esse espaço com outra fita adesiva.
Envolver o membro com a atadura elástica.	Proteger saliências ósseas (cabeça da fíbula e maléolos) com algodão ortopédico. Alinhar a tábua quadrangular com o calcâneo. Estender a fita adesiva pelo membro. Envolver o membro com atadura de crepe.

- após a instalação no membro, respeitando a prescrição médica (ao nível do leito, no Brawn), o membro deve ser posicionado e alinhado (Figura 5).

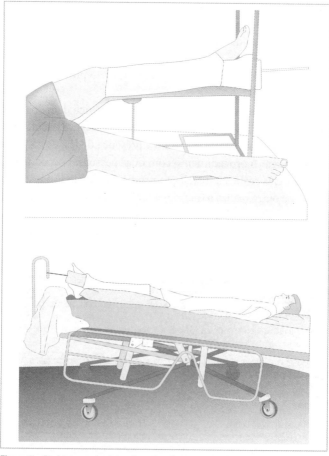

Figura 5 Posicionamento da tração cutânea[2].

Há também uma variedade de camas com estrutura de tração, que podem se diferenciar de uma instituição para outra (Figura 6).

Todas as estruturas devem obedecer aos critérios para realização de tração e contração, permitindo a instalação de roldanas, barras, trapézio, entre outros acessórios[4].

TRAÇÃO ESQUELÉTICA

A tração esquelética consiste na transfixação de pinos ou fios diretamente no osso (Quadro 2)[4]. É utilizada em imobilizações de longo período, no tratamento de fraturas do fêmur, tíbia, úmero e coluna vertebral cervical[2] (Figura 7).

A quantidade de peso a ser utilizada é variável de acordo com o tipo de fratura e o tamanho do corpo do paciente, suportando grandes volumes (10% do peso corporal em membros inferiores e 7 a 8% em membros superiores)[3].

Sua instalação deve obedecer a todas as exigências preconizadas a um procedimento cirúrgico e feitas pela equipe médica (Quadro 5)[2].

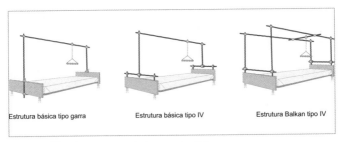

Figura 6 Tipos de cama com estrutura para tração[4].

Quadro 5 Materiais necessários para instalação da tração esquelética[7]

Materiais
Fios de Kirschner ou de Steinmann
Perfurador a gás ou bateria
Guia condutora
Estribos, arco ou calibrador de tração
Anestésico local
Antisséptico degermante e alcoólico
Gazes, algodão ortopédico e atadura estéril
Cortador de fios
Pesos e suportes
Cordão de nylon
Roldanas

Técnica para a instalação da tração esquelética[2,3]

Para instalação da tração, deve-se:
- explicar ao paciente previamente o procedimento e sua finalidade;
- realizar anestesia (inalatória ou local) para realização do procedimento;

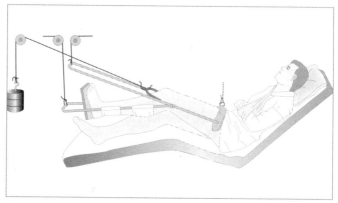

Figura 7 Tração esquelética em membro inferior[6].

- higienizar o membro rigorosamente (com antisséptico degermante e alcoólico);
- o cirurgião, após realizar a antissepsia das mãos e vestir a paramentação adequada (avental e luva estéril), deve colocar os campos estéreis por baixo, pela lateral e sobre o membro, deixando exposta apenas a região onde será realizado o procedimento;
- com o auxílio da lâmina de bisturi e do perfurador elétrico ou pneumático, realizar a transfixação da pele e do osso para a passagem dos fios ou pino;
- passar os fios ou pino (estéreis), que são presos a um arco (estribo) ou calibrador de tração;
- realizar curativos oclusivos na inserção dos pinos com gazes impregnadas com solução degermante. Suas extremidades devem ser protegidas com rolhas ou fitas para evitar lesões no paciente e nos cuidadores.

Tração esquelética craniana

Apesar de ser pouco conhecida entre os profissionais da enfermagem, há uma modalidade de tração esquelética que tem como objetivo a redução de fraturas ou luxações na coluna vertebral.

Esse tipo de tração pode ser realizado com pinças esqueléticas que são inseridas no crânio por intermédio de orifícios (pinças de Crutchfield, Barton ou Vinke) ou presas manualmente até ser alcançada a profundidade adequada (pinças de Gardner-Wells) ou ainda com o anel de halo craniano (Figura 8)[2].

O halo craniano, mediante as demais formas de tração em traumas de coluna cervical, apresenta algumas vantagens como praticidade na instalação, melhor efetividade na redução, menor desconforto ao paciente e maior segurança durante a mobilização nos procedimentos (Figura 9)[8].

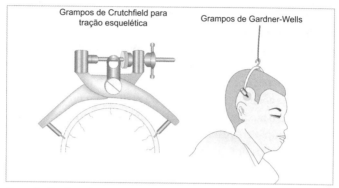

Figura 8 Tração de Crutchfield e de Gardner-Wells[9].

Esse tipo de tração é realizado por meio da instalação de um aparelho na calota craniana, o que gera desconforto e angústia ao paciente e à família.

Nesse tipo de tração, o aumento de carga é realizado até que haja a redução da fratura ou luxação, devendo ser realizada ra-

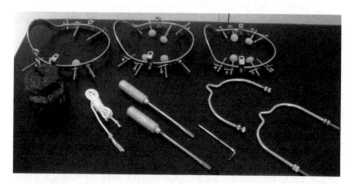

Figura 9 Materiais utilizados para realização do halo craniano: halo elipsoide (três tamanhos diferentes); suporte e pesos; cordão de nylon; chaves para halo (fenda e allen); arco de suporte.

diografia para controle a cada 15 ou 30 minutos[8]. Assim como todas as trações esqueléticas, essa também deve ser realizada pela equipe médica.

Técnica para a instalação da tração do tipo halo craniana

Para instalação da tração, é importante ressaltar:
- para a fixação do aparelho, muitas vezes é necessária a tricotomia do couro cabeludo com a finalidade de facilitar o procedimento e prevenir possíveis infecções;
- deve ser realizada a antissepsia do couro cabeludo com solução degermante;
- após a antissepsia, deve-se realizar anestesia local nos pontos a serem inseridos os pinos da tração, para amenizar o desconforto do procedimento;
- o aparelho então é alinhado e fixado por quatro pontos na calota craniana;
- enquanto é realizada a passagem do halo craniano, a cama deve sofrer adaptações, para obedecer aos critérios de tração e contração (Figura 10). São elas:
  – posição de proclive, para garantir a contração;
  – trave transversal no lado externo da cabeceira, com roldana afixada no centro;
  – colchão com 20 cm a menos, para tração efetiva.
  – pesos para a tração.

Para os pacientes com lesão e sem lesão da medula espinal, existe uma série de cuidados, nesse tipo de tração, voltados à prevenção de agravamento de lesões já existentes, adicionais aos cuidados necessários ao paciente com tração.

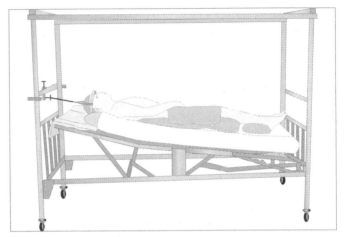

Figura 10 Cama preparada para paciente em halo craniano.

A mobilização do paciente em halo craniano deve ser realizada por três pessoas, sendo uma responsável pelo alinhamento da coluna e comando da movimentação, outra pela realização da mobilização calmamente, segurando o paciente pelo ombro e quadril, e a última pela realização dos cuidados e higiene necessários (Figura 11).

Cuidados com paciente em tração

Muitos dos cuidados aqui citados são básicos para a tração esquelética e cutânea, por isso estão agrupados no Quadro 6 como cuidados para ambas as situações de tração cutânea e esquelética e específica da tração cutânea ou tração esquelética.

Quadro 6 Cuidados de enfermagem segundo o tipo de tração[2-4]

Tração cutânea e esquelética

- Orientar o paciente sobre a finalidade da tração e os movimentos permitidos.
- Observar se os pesos estão soltos: evitar contato com o chão, o colchão, grades, ou outros objetos ou móveis.
- Nunca interromper a tração, remover pesos ou reajustar o aparelho sem prévia prescrição médica.
- Solicitar ao paciente que comunique dor ou pressão local ocasionadas pela tração.
- Em casos de transferências da maca para a cama ou da cama para a maca, estas devem ser feitas do lado oposto ao lado da tração, com tração manual leve do membro.
- Observar o posicionamento do paciente no leito, alinhamento e efetividade da tração.
- Evitar o contato de nós ou outros objetos nas roldanas, que reduzem a efetividade da tração.
- Estar atento às condições de pele, para prevenir a formação de úlceras por pressão.
- Realizar ou auxiliar no banho, higiene e eliminações sem retirar os pesos.
- Instalar colchão piramidal ("caixa de ovo"), para a prevenção de úlceras por pressão.
- Orientar sobre a utilização do trapézio para a realização de banho, colocação de comadre, troca de roupas de cama e estimulação circulatória.
- Verificar a presença de edema e úlceras por pressão em áreas mais suscetíveis, como calcânea e sacral.
- Estimular a mobilidade no leito.
- Avaliar frequentemente possíveis problemas circulatórios (diminuição de retorno venoso e ausência de pulso periférico) e nervoso periférico (queixas de "formigamento" ou alterações de sensibilidade).

Tração cutânea

- Examinar a pele, buscando a presença de flictenas generalizadas ou localizadas pela extensão da fita adesiva, e solicitar avaliação médica.

Tração esquelética

- Observar a presença de sinais de infecção nos pinos de inserção: hiperemia e dor local, saída de exsudação purulenta. Comunicar a equipe médica.
- Realizar a troca dos curativos dos pinos com gazes e fita adesiva, ou conforme preconizado pela instituição.

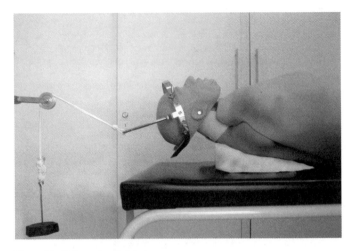

Figura 11 Halo craniano instalado.

CONSIDERAÇÕES FINAIS

Por ter sido utilizada constantemente por um longo período e ser reconhecida por vários autores como um tratamento importante das fraturas no pré-operatório, bem como por promover o alinhamento da fratura e reduzir a dor, existem aspectos da técnica de tração a serem considerados[5]:

- apesar de ser uma técnica atualmente utilizada com menor frequência, ainda se apresenta como um tratamento pré-operatório relevante, uma vez que profissionais de enfermagem relatam que facilita a manipulação do paciente pela diminuição da dor durante a mobilização nos procedimentos e traz conforto ao paciente.
- durante o tratamento com tração cutânea, deve-se estar atento à presença de complicações (Quadro 7) e intervir preventivamente.

Quadro 7 Complicações relacionadas às trações (cutânea e esquelética)[2-4]

- Comprometimentos nervosos e circulatórios, ocasionados pelo enfaixamento excessivamente apertado ou passagem dos pinos da tração.
- Lesão cutânea ocasionada pelo contato da pele com as fitas adesivas e força de cisalhamento provocada pela tração, sendo um risco aumentado em pacientes idosos.
- Atrofia, fraqueza, contraturas musculares, osteoporose e úlceras por pressão, ocasionadas pela imobilidade no leito.
- A imobilidade pode ainda provocar diversas complicações como: constipação, cálculos renais, estase de secreções e pneumonia hipostática, tromboflebite e depressão.
- Hiperemia, sensação de dor e prurido e presença de flictenas nas regiões onde são aderidas as fitas adesivas.
- Infecções ósseas (osteomielite) originadas pela passagem de pinos e fios na tração esquelética.

REFERÊNCIAS BIBLIOGRÁFICAS

1 Rossi JA. Mistrorigo G. Ortopedia e Traumatologia: Conceitos Básicos. São Paulo: EPU; 1984. pp. 30-3.

2 Giovani AMM. Assistência de Enfermagem a pacientes com tração. In: Ventura MF, Faro ACM, Onoe EKN, Utimura M. Enfermagem Ortopédica. São Paulo: Cone; 1996. pp. 125-41.

3 Faro ACM, Monteiro CR, Leite CS, Itami LT. Assistência de Enfermagem em ortopedia e traumatologia: Série especialidades. São Caetano do Sul: Difusão; 2009. pp. 31-8.

4 Garcez RM. As melhores práticas de enfermagem – Procedimentos baseados em evidências. Trad. Springhouse. 2. ed. São Paulo: Artmed; 2010. pp. 509-13.

5 Standnick E, Júnior ASA. Efeito do exercício isométrico no período de redução fechada por tração esquelética balanceada em fraturas diafisárias de fêmur e tíbia. [Trabalho de Conclusão de Curso]. Florianópolis: Universidade do Sul de Santa Catarina, Curso de Fisioterapia; 2002. Diponível em: http://www.fisio-tb.unisul.br/Tccs/02a/elizangela/artigoelizangelastandnick.pdf. Acesso em: 30/03/2010.

6 Greene WB. Netter's Orthopaedics. Philadelphia: Elsevier; 2008.

7 Camargo FP, Fusco EB, Carazzato JG. Técnicas de imobilização. São Paulo: EPU; 1978.

8 Bocchi SCM, Meneguin S, Santi RC. Sistematização da assistência de enfermagem a pacientes com luxação de coluna cervical: Estudo de caso. Rev Lat-Am Enferm 1996;4(2):113-29.

9 Freeman BL. Fraturas, luxações e fraturas-luxações da coluna. In: Crensh AH. Cirurgia ortopédica de Campbell. São Paulo: Manole; 1989.

O paciente submetido a artroplastia de joelho

9

Luciana Aparecida de Souza

Palavras-chave Artroplastia de joelho; prótese de joelho; enfermagem; reabilitação; cuidados especializados.

Estrutura dos tópicos Introdução. Anatomia do joelho. Tipos de próteses de joelho. Processo assistencial de enfermagem a pacientes submetidos a artroplastia de joelho. Considerações finais. Referências bibliográficas.

INTRODUÇÃO

A artroplastia de joelho é a substituição das superfícies articulares do joelho por uma articulação sintética. É indicada em casos de deformidade significativa, principalmente quando combinada com deterioração articular, instabilidade, dor e perda parcial da função[1,2].

A osteoartrose e as doenças reumáticas são as principais indicações para recomendação de prótese de joelho, em razão dos bons resultados no alívio da dor e no restabelecimento da função. A indicação para artroplastia de joelho deve sempre levar em conta o tipo de paciente, a sua idade, a comorbidade associada e se o paciente é sedentário ou não, pois as próteses de joelho não são indicadas para pacientes muito ativos, pois limitam alguns movimentos[2].

A história relata que, já na metade do século XIX, tentativas de artroplastia foram feitas, como a de ressecção realizada por Fergusson em 1861 e a de interposição de partes moles preconizada por Verneil em 1863. Na década de 1940, iniciaram-se as técnicas de substituição de superfície e, com o desenvolvimento de tecnologia adequada, surgiram as próteses tricompartimentais de joelho. Essas próteses são utilizadas hoje e foram as primeiras desenvolvidas por Freeman, que culminaram nos modelos atuais[3,4].

Com relação aos cuidados de enfermagem com pacientes submetidos a artroplastia de joelho, deve-se levar em conta que, em todos os momentos, desde os que antecedem a cirurgia até sua programação de alta, o plano de cuidado estabelecido pelo enfermeiro deve ser individualizado, favorecendo a adaptação do cliente e sua família.

ANATOMIA DO JOELHO

A articulação do joelho é uma sinovial do tipo condilar, dessa forma, permite flexão, extensão e rotação. É considerada uma das articulações mais acometidas por lesões[5,6].

Essa articulação é formada por:
- extremidade distal do fêmur;
- extremidade proximal da tíbia;
- patela;
- cápsula articular;
- ligamentos;
- menisco.

O complexo articular do joelho é formado por duas articulações condilares entre o fêmur e a tíbia e por uma articulação que sela entre o fêmur e a patela. O fêmur articula-se com a tíbia e a patela[5,6].

A estrutura óssea do joelho pouco contribui para a estabilidade e a integridade da articulação. A força depende da integridade dos músculos e, secundariamente, dos ligamentos, conforme mostram as Figuras 1, 2 e 3.

Os ligamentos que compõem essa articulação são[5,6]:

- ligamentos extracapsulares:
  - ligamento da patela;
  - ligamento colateral fibular;
  - ligamento colateral tibial;
  - ligamento poplíteo oblíquo;
  - ligamento poplíteo arqueado.

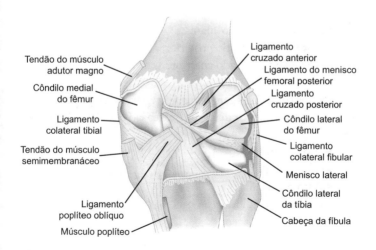

Figura 1 Vista frontal da articulação do joelho.

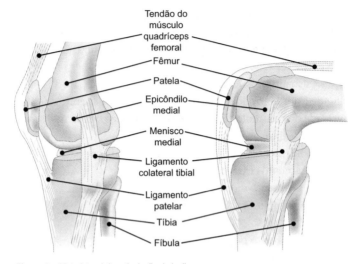

Figura 2 Vista lateral da articulação do joelho.

- ligamentos intracapsulares:
  - ligamento cruzado posterior;
  - ligamento cruzado anterior;

Os músculos que fazem parte da articulação do joelho e produzem os movimentos de flexão, extensão e rotação da perna são[5,6]:

- reto femoral;
- vasto lateral;
- vasto medial;
- vasto intermédio;

} quadríceps da coxa

- semimembranáceo;
- semitendíneo;

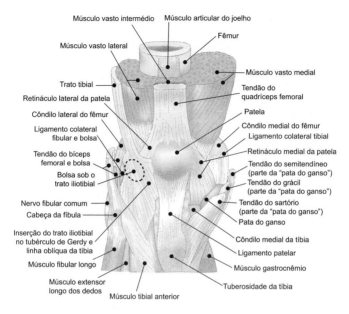

Figura 3 Musculaturas que fazem parte da articulação do joelho.

- bíceps femoral;
- poplíteo;
- gastrocnêmio;
- grácil;
- sartório;
- tensor da fáscia lata.

Os músculos grácil, sartório e tensor da fáscia lata não têm função de músculos principais, mas dão estabilidade à articulação do joelho[6,7].

TIPOS DE PRÓTESES DE JOELHO

As próteses podem ser divididas, de acordo com os componentes articulares a serem substituídos, em dois tipos[8,9]:

- artroplastia total: em que são substituídos os três compartimentos articulares (femorotibial medial, femorotibial lateral e femoropatelar), conforme a Figura 4;

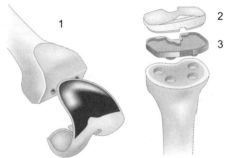

Figura 4 Prótese de joelho total. 1. Corresponde à prótese femoral; 2. Corresponde à superfície articular de polietileno; 3. Corresponde à base de metal afixada na tíbia.

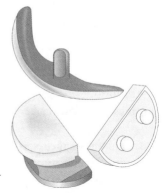

Figura 5 Prótese de joelho unicompartimental.

■ artroplastia unicompartimental: em que apenas um dos compartimentos é substituído, seja o femorotibial medial ou lateral (Figura 5).

PROCESSO ASSISTENCIAL DE ENFERMAGEM A PACIENTES SUBMETIDOS A ARTROPLASTIA DE JOELHO

O processo assistencial de enfermagem deve incorporar o conceito de independência funcional que envolve a realização das AVDs, as quais estão diretamente relacionadas à capacidade de autocuidado, levando em conta o contexto social no qual o paciente está inserido, com vistas ao seu bem-estar e de seus familiares[10,11].

Reconhecer a família e o cuidador familiar como uma unidade de cuidado especializado é essencial para um efetivo processo de recuperação pós-operatória.

A avaliação funcional do paciente é indispensável, de modo que o enfermeiro consiga identificar[11]:
- situações de riscos;
- áreas de disfunção ou de necessidades;
- necessidade de utilização de serviços especializados no pós-operatório;
- necessidade de auxílio de um cuidador;
- necessidade de rede de suporte social;
- o que de fato um indivíduo é capaz de fazer.

Assim, o enfermeiro torna-se capaz de promover intervenções de enfermagem e multidisciplinares que venham de encontro à melhoria da qualidade de vida desse paciente.

Especificamente para a enfermagem, têm-se os diagnósticos de enfermagem que podem ser adotados como um método de trabalho capaz de direcionar e organizar as atividades de enfermagem de acordo com as necessidades de cada paciente[12-14].

O diagnóstico de enfermagem e as intervenções, quando interligados, permitem uma melhor solução para o problema levantado, facilitando a conduta de enfermagem e mantendo a assistência individualizada[12,13].

O Quadro 1 mostra alguns possíveis diagnósticos de enfermagem, características definidoras e intervenções para pacientes submetidos a artroplastia de joelho[13].

Quadro 1 Possíveis diagnósticos de enfermagem, características definidoras e intervenções para pacientes submetidos a artroplastia de joelho[13]

Diagnóstico de enfermagem	Características definidoras	Intervenções de enfermagem
Ansiedade	Preocupação, apreensão, níveis pressóricos aumentados.	Esclarecer dúvidas conforme o momento cirúrgico; possibilitar a exposição de sentimentos; proporcionar atividades recreativas.
Medo	Nervosismo, pânico, tensão, contração muscular, frequências respiratória e cardíaca aumentadas.	Orientar o paciente sobre o procedimento; esclarecer dúvidas; possibilitar a exposição de sentimentos.
Risco de queda	Condições pós-operatórias, paciente acamado, hipotensão ortostática, equilíbrio prejudicado, uso de aparelhos para locomoção.	Manter as grades da cama elevadas; auxiliar nas transferências; oferecer aparelhos para locomoção quando necessário; investigar as condições do domicílio.

Mobilidade física prejudicada	Amplitude de movimento limitada.	Auxiliar no banho quando necessário; estimular a sentar em poltrona; estimular a movimentação precoce; estimular deambulação; oferecer aparelhos para locomoção quando necessário; ajudar a realizar exercícios de amplitude de movimento.
Integridade tissular prejudicada	Tecido lesado ou destruído, edema.	Realizar curativo na ferida operatória a cada 48 horas ou quando necessário; observar e anotar aspectos da pele; estimular e auxiliar na mudança de decúbito; hidratar a pele; realizar massagem de conforto.
Risco para disfunção neurovascular periférica	Cirurgia ortopédica, imobilização.	Orientar movimentação dos membros inferiores; analisar o alinhamento correto do corpo; observar edema e perfusão periférica; realizar exercícios de amplitude de movimento; orientar sobre o uso de meias elásticas.
Dor	Relato verbal, expressão facial, comportamento expressivo.	Realizar massagem de conforto; avaliar a dor quanto ao local/intensidade/prejuízos; orientar sobre a realização de exercícios; realizar medicação analgésica conforme prescrição médica.
Perfusão tissular ineficaz	Edema, pulso fraco ou ausente, descoloração da pele, alteração da PA.	Observar edema e perfusão periférica; manter membros inferiores elevados quando em repouso; estimular e auxiliar na mudança de decúbito; estimular a ingestão hídrica; realizar exercícios de flexão/extensão/amplitude.

202 ENFERMAGEM EM EMERGÊNCIAS ORTOPÉDICAS

Deve-se orientar o paciente sobre algumas posições e realização de exercícios para que a recuperação pós-operatória seja eficaz. O Quadro 2 demonstra alguns exercícios e posições que podem favorecer o processo de recuperação.

Quadro 2 Posicionamento e exercícios recomendados[15]

Posição/Exercício	Recomendações
	Elevar as pernas colocando um travesseiro embaixo delas.
	Erguer o pé e abaixá-lo, com a ajuda de um rolinho colocado embaixo dele.
	Forçar o joelho contra a cama, contraindo o músculo da coxa. Segurar por 10 segundos. Repetir 10 vezes.
	Dobrar e esticar a perna o quanto conseguir.
	Levantar a perna operada esticada até a altura do outro joelho flexionado e segurá-la no alto por 10 segundos. Repetir 10 vezes.

9 O PACIENTE SUBMETIDO A ARTROPLASTIA DE JOELHO

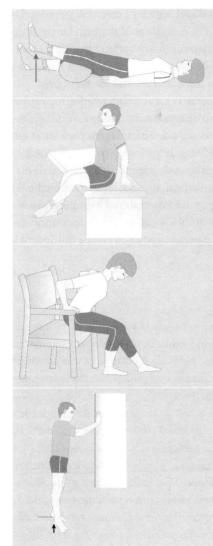

Com um rolo embaixo do joelho, esticar a perna e segurar por 10 segundos. Repetir 10 vezes.

Esticar a perna operada com a ajuda da outra perna. Repetir 10 vezes.

Levantar-se da cadeira deslocando-se para a beira do assento, com a perna operada estendida, e apoiando-se na perna não operada.

Levantar o calcanhar do chão e voltar à posição inicial. Repetir 10 vezes.

Avaliar os resultados das atividades e intervenções planejadas e registrar todo o processo assistencial também faz parte do processo de enfermagem, favorecendo o aprimoramento da equipe e o desenvolvimento de estratégias para superar o que não estava previsto durante o planejamento das intervenções.

É importante considerar as características administrativas de cada unidade ou o tipo de assistência. Sendo assim, é essencial capacitar e treinar a equipe de enfermagem para atuar em grupo e suprir as necessidades de aprimoramento existentes[10].

Reconhecer as necessidades de adequação ambiental na instituição de assistência e investigar as condições do domicílio do cliente, com previsão e provisão de material e mobiliário adequados às atividades de reabilitação no pré e pós-operatório, favorecem o desempenho esperado após a cirurgia e diminuem o risco de complicações.

CONSIDERAÇÕES FINAIS

A artroplastia de joelho beneficia pacientes portadores de lesões articulares graves do joelho. Deve-se sempre estar atento às possíveis complicações que podem ocorrer, já que a prótese é instalada em uma articulação que possui revestimento muscular insuficiente.

Ações educativas em torno do tema devem ser enfatizadas, tanto com a equipe quanto com o paciente, para a construção de uma visão mais crítica acerca da importância dos cuidados pré e pós-cirúrgicos, favorecendo a responsabilidade de cada um nesse processo e estimulando o paciente para seu autocuidado. Essas ações podem ser realizadas com o paciente por meio de estratégias de sala de espera ou durante a consulta pré-operatória de orientação com a enfermagem, a fim de se trabalhar o tema e realizar atividades de prevenção de possíveis complicações. Com a equipe, reuniões periódicas e educação continuada favorecem o entrosamento da equipe e qualificam a assistência prestada ao paciente.

O processo assistencial de enfermagem deve estar pautado na atenção integral ao paciente e ao seu cuidador familiar, à presença deste quando necessário. É preciso considerar o estilo de vida do paciente e da família e seus projetos e metas para trilhar um plano de cuidado pré e pós-operatório, pensando sempre no retorno desse paciente ao seu convívio familiar e social.

Referências bibliográficas

1 Ventura AF, Utimura M. Assistência de enfermagem a pacientes no pós-operatório de prótese total do joelho. In: Ventura AF, Faro ACM, Onoe EKN, Utimura M. Enfermagem Ortopédica. São Paulo: Ícone; 1996. pp.167-74.

2 Leonhardt MC, D'Elia CO, Santos ALG, Lima ALLM, Pécora JR, Camanho GL. Revisão da artroplastia total de joelho em dois tempos: o valor da cultura obtida por biópsia artroscópica. Acta Ortop Bras 2006; 14(4): 226-228.

3 Canale ST. Arthroplasty of knee. In: Campbell WC. Campbell's operative orthopaedics. Philadelphia: Mosby;2003.

4 Cordeiro EN. Artroplastia total do joelho: estudo baseado em 30 casos com a prótese de Freeman – Swanson. Faculdade de Medicina da Universidade de São Paulo; 1977.

5 Cailliet R. Anatomia. In: Cailliet R (ed.). Joelho: dor e incapacidade. Síndromes dolorosas. São Paulo: Manole; 1976. pp. 1-32.

6 Moor KL, Dalley AF. Membro inferior. In: Moor KL, Dalley AF. Anatomia orientada para clínica. Rio de Janeiro: Guanabara Koogan; 2001. pp. 547-60.

7 Dângelo JC, Fattini CA. Anatomia sistêmica e segmentar. 2. ed. São Paulo: Atheneu; 2000. pp. 31-42.

8 Campbell WC. Campbell's operative orthopaedics. USA: Mosby Year Book v. I; 1992.

9 Pécora JR, Rezende UM, Hernandez AJ, Amatuzzi MM, Pereira CAM, Leivas TP. Análise comparativa das alterações nos fluxos de tensão do joelho nas próteses totais e unicompartimentais cimentadas: estudo experimental em dez cadáveres humanos. Acta Ortop Bras 2003;11(3):133-44.

10 Faro ACM, Souza LA. Enfermagem na reabilitação de pessoas com lesão medular: bases para o gerenciamento. In: Malagutti W, Caetano KC. Gestão do Serviço de Enfermagem no Mundo Globalizado. São Paulo: Rúbio; 2009. pp. 221-32.

11 Riberto M, Miyazaki MH, Jorge Filho D, Sakamoto H, Battistella LR. Reprodutibilidade da versão brasileira da medida da independência funcional. Acta Fisiátrica 2001;8(1):45-52.

12 Faro ACM. Enfermagem em Reabilitação: ampliando os horizontes, legitimando o saber. Rev Esc Enferm USP 2006;40(1):128-33.

13 Baptista CMC, Leal FAO, Oliveira NB, Xavier MNM, Rogenski NMB. Unidade de Clínica Cirúrgica. In: Gaidzinski RR, Soares AVN, Lima AFC, Gutierrez BAO, Cruz DALM, Rogenski NMB et al. (eds.). Diagnóstico de enfermagem na prática clínica. Porto Alegre: Artmed; 2008. pp.132-56.

14 North American Nursing Diagnosis Association. Diagnósticos de enfermagem da NANDA: definições e classificação. Porto Alegre: Artmed; 2009-2011.

15 Albertoni WM, Faloppa F, Navarro RD, Carneiro MF, Mestrine LA, Queiroz AAB et al. Manual de orientação de exercícios domiciliares para pacientes submetidos à cirurgia de artroplastia total de joelho. São Paulo: Escola Paulista de Medicina; 2004. pp. 10-18.

O paciente submetido a artroplastia de quadril

10

César da Silva Leite

Palavras-chave Ortopedia; prótese de quadril; artroplastia de quadril; cuidados de enfermagem.

Estrutura dos tópicos Introdução. Tipos de prótese. Tipos de fixação. Abordagem cirúrgica. Complicações. Equipe multiprofissional. Assistência de enfermagem. Reabilitação e atividade física. Considerações finais. Referências bibliográficas.

INTRODUÇÃO

A artroplastia total de quadril caracteriza-se pela substituição ou troca da articulação do quadril. Tornou-se excelente método de tratamento no alívio da dor e melhora funcional dos pacientes com doença degenerativa da articulação coxofemoral, melhorando a qualidade de vida da população com problemas ortopédicos[1,2].

Existem vários tipos de prótese de quadril. A indicação de qual tipo de prótese usar depende da idade do paciente, do tipo de doença, da qualidade óssea e da experiência e avaliação do cirurgião.

TIPOS DE PRÓTESE

Prótese parcial é utilizada para substituir somente a cabeça do fêmur, sendo mais usada em casos de fraturas, desde que a cartilagem da cavidade acetabular esteja em boas condições.

Prótese total é utilizada quando as cartilagens articulares da cabeça do fêmur e da cavidade acetabular estão irremediavelmente comprometidas (Figura 1).

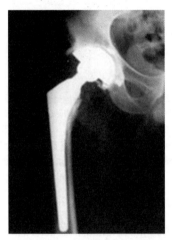

Figura 1 Artroplastia total de quadril. Fonte: arquivo pessoal do autor.

Prótese de revestimento, *resurfacing*, promove menor remoção de osso, sendo uma alternativa promissora (Figura 2).

TIPOS DE FIXAÇÃO

Próteses cimentadas são fixadas ao osso do paciente com cimento acrílico. O cimento penetra na porosidade do osso, e a

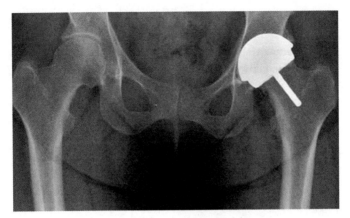

Figura 2 Prótese de revestimento. Fonte: arquivo pessoal do autor.

fixação do implante é imediata. É indicada para pacientes cujo osso tem pouca capacidade de crescimento e remodelação.

Próteses não cimentadas são ajustadas ao osso pelo cirurgião, e a fixação secundária é feita pelo próprio organismo por bioatividade ou pelo crescimento do osso para dentro da superfície porosa da prótese, por meio da osteointegração. São indicadas para pacientes cujo osso consegue suportar as pressões durante o ajuste e a estabilização primária da prótese e consegue promover fixação secundária do implante por meio do crescimento e remodelação do tecido ósseo, tal como ocorre na cura das fraturas.

ABORDAGEM CIRÚRGICA

A via de abordagem cirúrgica para a colocação da prótese pode ser anterior, posterior ou anterolateral[1,3]. Cada via de acesso tem as suas características e os seus riscos de complicação, de forma que o cirurgião, com sua experiência e avaliação, deve definir a melhor via de abordagem para o procedimento conforme o quadro clínico do paciente e o implante a ser utilizado.

A abordagem por via posterior é a mais comum e prática entre as usadas para expor a articulação do quadril. Ela determina boa exposição das estruturas osteomusculares, embora possa ser necessário ampliar o campo operatório, principalmente no que se refere ao acetábulo, mas isso é feito sem dificuldade técnica[1].

COMPLICAÇÕES

Dentre as principais complicações após a artroplastia total de quadril, podem-se citar trombose venosa profunda, tromboembolismo pulmonar, infecções, discrepância entre os MMII e luxação da prótese.

Infecção

Na artroplastia de quadril, são utilizados materiais de implantes não orgânicos que, por si só, possuem risco de infecção elevado, somando-se aos fatores do paciente, ambiente e membros da equipe[4].

A infecção pode ocorrer de três maneiras: por implantação direta na ferida cirúrgica; por disseminação hematogênica e por reativação de uma infecção latente. A infecção acarreta a destruição de tecidos, disfunção dos dispositivos implantados e disseminação dos patógenos[4].

Nas artroplastias de quadril, a infecção do sítio cirúrgico pode ser aguda ou tardia, ocorrendo na incisão do quadril de forma superficial ou profunda. Pode ocorrer por um período de até um ano após a cirurgia[5].

Luxação

A luxação da prótese é descrita como um dos principais fatores de complicações da artroplastia de quadril[6]. É definida como o deslocamento da cabeça do componente femoral em relação ao componente acetabular, ocorrendo comumente nas primeiras cinco semanas após a cirurgia.

Os fatores de risco para a luxação são: flexão, adução e rotação medial ou lateral.

O tratamento para a luxação do quadril é a redução incruenta do quadril. Em alguns casos, como quando não se obtém sucesso com a redução incruenta, é indicada a revisão cirúrgica, o que representa um problema para o hospital, pois o seu custo é maior do que o da cirurgia primária.

Episódios tromboembólicos

Os episódios tromboembólicos representam as complicações mais comuns na artroplastia de quadril e são a maior causa de morte nos três primeiros meses após o implante[7].

EQUIPE MULTIPROFISSIONAL

Os objetivos da equipe multiprofissional devem ser focados nas expectativas do paciente em relação ao tratamento, visando à sua qualidade de vida[2].

A equipe deve estar atenta às queixas do paciente, minimizando sua dor e limitação, prevenindo a incapacidade e recuperando a função, por meio de intervenções que restaurem a mobilidade, a força e a flexibilidade e, assim, promovam a deambulação e/ou a recuperação do paciente.

É importante que o paciente e sua família participem do processo desde a fase aguda até a alta hospitalar, otimizando o tratamento e capacitando o paciente a desempenhar as atividades de autocuidado. Para isso, o enfermeiro deve avaliar o grau de dependência do paciente nas atividades de vida diária e determinar os fatores que interferem nessas atividades, sejam motores, cognitivos, emocionais ou sociais[8].

ASSISTÊNCIA DE ENFERMAGEM

A reabilitação do paciente deve incluir desde a educação pré-operatória até as orientações que visam à adequação do ambiente domiciliar e uso de recursos na comunidade necessários para implementar a adequação ambiental.

Pré-operatório

O enfermeiro necessita conhecer as expectativas do paciente e da família para, assim, promover a educação deles, diminuindo a ansiedade e o medo gerados pela internação e pelo próprio procedimento cirúrgico[8].

No pré-operatório, o enfermeiro deve avaliar as situações de risco por meio da anamnese, exame físico e avaliação dos resultados de exames laboratoriais.

Durante o exame físico, é preciso avaliar a presença de edema coxofemoral, verificando se há comprometimento vascular, e avaliar a integridade cutânea corporal, em decorrência da imobilidade no leito, prevenindo úlcera por pressão.

O enfermeiro deve promover o controle da dor pela avaliação da analgesia e posicionamento do paciente no leito, mantendo-o em decúbito dorsal horizontal, com o quadril alinhado. Quando o paciente estiver com tração cutânea, deve-se observar a condição de pele e perfusão periférica e manter pesos livres e funcionamento adequado das polias, garantindo a efetividade da tração.

Pós-operatório

No pós-operatório, os cuidados têm como objetivo a reabilitação precoce do paciente, além dos cuidados específicos com a prótese de quadril. São responsabilidades do enfermeiro:

- Promover analgesia adequada e prevenir comorbidades, proporcionando o controle da dor.
- Manter repouso absoluto no leito, com membros inferiores em abdução, por meio do uso de coxim de abdução, prevenindo a luxação da prótese. Orientar o paciente sobre a importância da abdução.
- Avaliar a perfusão periférica, presença de edema acentuado e hematoma, avaliando o comprometimento vascular, além da presença de dor, calor e ingurgitamento de panturrilha para detecção precoce de trombose venosa profunda.
- Atentar para sinais de encurtamento do membro operado, rotação inadequada do membro, dor intensa no quadril e incapacidade de movimentar a extremidade, sinais de luxação da prótese.
- Realizar avaliação do curativo, mantendo a incisão cirúrgica limpa e seca, para prevenção de infecção do sítio cirúrgico.
- Estimular a mobilização precoce, por meio de exercícios ativos com as extremidades do membro.

- Estimular o autocuidado dentro das possibilidades do paciente, encorajando a participação ativa e preparando o paciente para a alta hospitalar.

Alta hospitalar

Na alta hospitalar, o enfermeiro deve encorajar o paciente, familiares e/ou cuidadores a relatar suas preocupações em relação aos cuidados domiciliares, diminuindo a ansiedade e medo acerca da alta hospitalar.

É preciso orientar sobre a importância da continuidade da reabilitação no domicílio e enfatizar as restrições pós-cirúrgicas, como flexionar o quadril em ângulo maior que 90º, não cruzar as pernas e dormir com travesseiro entre os joelhos, mantendo a abdução dos membros inferiores.

Além disso, o enfermeiro tem como responsabilidade auxiliar e orientar sobre o uso de recursos que facilitam a deambulação (p. ex., andador e muletas), para que a mobilização do paciente seja realizada com segurança.

REABILITAÇÃO E ATIVIDADE FÍSICA

Dentre os benefícios da atividade física após a artroplastia total de quadril, destacam-se o aumento no tamanho das passadas e na velocidade e cadência da caminhada, além do aumento da força e resistência muscular[9].

O retorno à atividade física é influenciado pela redução da dor do paciente.

A atividade física ou esporte de baixo impacto, como natação, caminhada e ciclismo, podem ser praticados por pessoas que têm prótese parcial ou total no quadril, com orientação e liberação médica, após avaliação individualizada[9].

Os pacientes devem ser estimulados a manter atividade física para manter a boa qualidade óssea e melhorar a fixação do implante.

Deve-se priorizar as orientações para um retorno e a manutenção saudável e segura da atividade física, esportiva ou de lazer. A orientação reduz a possibilidade de participação em atividades inadequadas ou que possam ocasionar danos aos componentes da prótese durante a atividade física, esportiva ou de lazer[9].

O favorecimento da reabilitação proporciona melhor independência do paciente, melhorando a qualidade de vida e a autoestima.

CONSIDERAÇÕES FINAIS

A artroplastia total de quadril caracteriza-se pela substituição ou troca da articulação do quadril, podendo ser total, parcial ou de revestimento, fixada com ou sem cimento ortopédico.

As principais complicações após a artroplastia total de quadril são: trombose venosa profunda, tromboembolismo pulmonar, infecções, discrepância entre os MMII e luxação da prótese.

Os objetivos da enfermagem junto com a equipe multiprofissional devem ser focados nas expectativas do paciente, com o objetivo de restabelecer a sua qualidade de vida por meio de medidas que visem a minimizar a dor e a limitação, prevenindo a incapacidade e recuperando a função.

REFERÊNCIAS BIBLIOGRÁFICAS

1 Afonso MAR et al. Artroplastia total do quadril pelos acessos lateral direto e póstero-lateral: comparação da função de marcha pós operatória. Acta Ortop Bras 2008;16(2):74-80.

2 Matos DR, Araujo TCCF. Qualidade de vida e envelhecimento: questões específicas sobre osteoartrose. Psicol Estud 2009;14(3):511-18.

3 Ritter MA, Harty LD, Keating ME et al. A clinical comparison of the anterolateral and posterolateral approaches to the hip. Clin Orthop 2001;385:95-9.

4 Ercole FF, Chianca TC. Infecção de sítio cirúrgico em pacientes submetidos a artroplastias de quadril. Rev Latino-Am Enferm 2002;10(2):157-65.

5 Lima ALLM, Barone AA. Infecções hospitalares em 46 pacientes submetidos a artroplastia total do quadril. Acta Ortop Bras 2001;9(1):36-41.

6 Picado CHF et al. Dor como sintoma de soltura de acetábulo rosqueado. Acta Ortop Bras 2005;13(1):17-9.

7 Cassone A et al. Trombose venosa profunda em artroplastia total de quadril. Rev Bras Ortop 2002;37(5):153-61.

8 Leite VBE, Faro ACM. O cuidar do enfermeiro especialista em reabilitação físico-motora. Rev Esc Enferm USP 2005;39(1):92-6.

9 Melo ACR. Atividade física e esportiva após artroplastia de quadril. Rev Bras Med Esporte 2009;15(5):389-91.

O paciente com fixador externo 11

Luciana Tokunaga Itami

> **Palavras-chave** Fraturas expostas; fixadores externos; imobilização; infecções.
>
> **Estrutura dos tópicos** Introdução. Vantagens do uso de fixadores externos. Avaliação de enfermagem. Diagnósticos de enfermagem. Intervenções de enfermagem. Considerações finais. Referências bibliográficas.

INTRODUÇÃO

A fixação externa é uma técnica em que há a imobilização da fratura por meio de um grupo de aparelhos que permite manter a rigidez e/ou estabilidade da estrutura óssea por fios ou pinos de aplicação percutânea, confeccionados quase sempre em aço[1,2].

As principais indicações para o uso dos fixadores externos na urgência são:

- fraturas expostas com lesão extensa de partes moles que necessitam de procedimentos vasculares;

- fasciotomia e desbridamentos múltiplos – muitas vezes associados a politraumatismos graves;
- fraturas supracondilares e joelho flutuante, para obtenção rápida de estabilidade, auxiliando no controle da dor, diminuindo o sangramento e facilitando os cuidados de enfermagem;
- fraturas fechadas cominutivas;
- artrodeses;
- infecções articulares;
- pseudartroses;
- estabilização de fraturas para proteger anastomoses arteriais e venosas e déficits de comprimento de membros;
- deformidades congênitas e contraturas estáticas.

Muitas melhorias foram feitas no desenho e nas articulações dos fixadores externos, podendo estes ser aplicados em membros inferiores e superiores e na pelve[3].

Seus componentes básicos são[3]:
- materiais para ancoragem ósseos, também conhecidos por fios ou pinos de fixação (pinos rosqueados, fios de Kirschner);
- hastes longitudinais de sustentação;
- elementos de conexão entre os pinos/fios e as hastes (grampos e anéis parciais e totais).

Os fios e os pinos variam de diâmetros de 1,5 a 6 mm e devem ocupar menos de um terço do diâmetro ósseo. Podem ser lisos ou rosqueados e, em relação aos membros, transfixantes ou não[4].

As hastes que formam o suporte longitudinal são lisas ou rosqueadas, maciças ou tubulares. Essas hastes podem ser contínuas, articuladas ou telescópicas, o que facilita ajustes no alinhamento e dinamização axial[5]. Os elementos de conexão entre os pinos e as hastes variam de simples conectores a plataformas ou anéis[6].

As melhorias no desenvolvimento desses componentes resultaram no uso de materiais mais leves, resistentes e radiopacos e no uso de hastes de conexão. A característica radiopaca previne possíveis interferências radiológicas pós-operatórias quando se avalia o local da fratura para o progresso da consolidação[3].

Com base na disposição geométrica da estrutura, podem se distinguir seis tipos de configurações espaciais: unilateral, bilateral, triangular, semicircular, circular e em quadrilátero[7].

Em relação aos planos frontal e sagital, classificam-se os fixadores em uniplanares ou biplanares. Nesses termos, o fixador na disposição geométrica em quadrilátero seria uniplanar, e o fixador triangular seria biplanar. Os fixadores semicirculares e circulares podem, baseados na disposição espacial, variar de uniplanares a multiplanares. Há ainda os fixadores híbridos[4,8-10].

As montagens unilaterais monoplanares (ou uniplanares) são as mais empregadas atualmente e podem ser utilizadas em quase todas as fraturas de ossos longos, sobretudo para a estabilização de fraturas complexas da parte distal do rádio e com exceção daquelas que envolvem a parte proximal do fêmur ou do úmero. Nesses casos são utilizados pinos que passam através da pele em apenas um lado do membro[11,12].

Os fixadores conhecidos como circulares são compostos de hastes longitudinais e estruturas anelares. No Brasil, o mais utilizado é o de Ilizarov[13-14].

Já os híbridos representam a combinação dos circulares com os convencionais. São comumente utilizados no tratamento de fraturas das partes proximais e distais da tíbia[12].

Como os fixadores externos são frequentemente utilizados em lesões complexas, complicações como soltura do pino e infecção de seu trajeto são frequentes.

A radiografia é usada para avaliar possíveis complicações, lembrando que a visualização do dispositivo por inteiro nem sempre é possível, e muitas vezes é necessária a realização de incidências adicionais[12].

A indicação e a aplicação correta de um sistema de fixação externa dependem de três conceitos básicos: conhecimento anatômico da região[15], conhecimento da fisiopatologia da lesão e conhecimento biomecânico do aparelho de fixação externa. Devem também ser consideradas as habilidades do cirurgião em manipular esses aparelhos e as características socioeconômicas e psicológicas do paciente[6].

VANTAGENS DO USO DE FIXADORES EXTERNOS

- Permite o apoio rígido das fraturas expostas, das gravemente cominutivas, das pseudartroses e das articulações instáveis.
- Facilita os cuidados com a lesão (desbridamentos frequentes, irrigações e troca de curativos) e a reconstrução dos tecidos moles (fechamento retardado da ferida, retalhos microcirúrgicos e enxertos cutâneos).
- Permite a função precoce dos músculos e articulações.
- Possibilita o conforto precoce do paciente.

São complicações do uso de fixadores externos:
- lesão neurovascular na inserção dos pinos ou fios;
- úlcera por pressão no início e após a instalação – fase em que o paciente ainda está acamado – ou principalmente pela

pressão prolongada do aparelho sobre o membro por edema ou pelo deslocamento dos anéis;
- infecção na inserção dos fios ou no trajeto;
- perda da tensão nos fios;
- deformidade dos anéis;
- rigidez articular;
- consolidação prematura pela carga precoce.

AVALIAÇÃO DE ENFERMAGEM[1,16]

É necessário realizar uma cuidadosa avaliação de enfermagem nos pacientes com fixadores externos, a fim de identificar potenciais e reais problemas relacionados ao uso do fixador, bem como instituir cuidados diários direcionados. A avaliação tem como objetivos:

1 determinar a compreensão do paciente sobre o procedimento e o aparelho de fixação;

2 estimular as atividades de autocuidado, mantendo a melhor independência funcional;

3 monitorar o estado neurovascular da parte do corpo afetada;

4 inspecionar o local de inserção de cada pino/fio quanto ao rubor, drenagem de exudatos, hipersensibilidade, algias e lesões de pele;

5 inspecionar as lesões abertas para a cicatrização, sinais de infecção e presença de tecido desvitalizado, seja em feridas localizadas próximas ao fixador, seja na inserção dos pinos/fios;

6 avaliar o funcionamento dos sistemas orgânicos afetados pela lesão ou imobilidade.

DIAGNÓSTICOS DE ENFERMAGEM[1]

- Ansiedade relacionada à aparência do dispositivo de fixação externa e lesão.
- Risco de disfunção neurovascular periférica ligado ao edema, fixador e condição subjacente.
- Risco de infecção decorrente de lesão de pele.
- Comprometimento da mobilidade física ligado à presença do fixador.

INTERVENÇÕES DE ENFERMAGEM

Alívio da ansiedade

É importante preparar psicologicamente o paciente para a aplicação do fixador externo, esclarecendo as finalidades e as limitações que seu uso irá proporcionar. Enfatizar os aspectos positivos desse aparelho no tratamento dos problemas musculoesqueléticos complexos, incentivar o paciente a verbalizar a reação ao aparelho e envolvê-lo no tratamento e cuidados com o fixador são itens fundamentais para o sucesso da terapia.

Cuidados de enfermagem ao paciente com o fixador externo – educação em saúde[1,16]

- Cobrir as extremidades pontiagudas do fixador ou dos pinos, a fim de evitar lesões de pele causadas pelo aparelho.
- Inspecionar diariamente ao redor do local de cada pino para detectar eventuais sinais flogísticos e de infecção, bem como afrouxamento dos pinos.

- Observar se há dor, calor, rubor, edema de tecidos moles, drenagem de exsudato e perfusão periférica.
- Realizar limpeza diária do fixador (incluindo todas as faces dos pinos/hastes).
- Realizar a inserção dos pinos na pele diariamente, devendo ser removidas as crostas formadas por drenagem serosa, pois podem provocar infecções. É importante lembrar que a presença de pequena quantidade de exudato seroso é normal nos locais dos pinos.
- Observar a tensão no local dos pinos, pois ela pode provocar desconforto.
- Advertir o paciente contra a tentação de mexer nos pinos e porcas, pois isso pode alterar a compressão e desalinhar a fratura. O ajuste do fixador é realizado pelo médico (o paciente pode ser ensinado a ajustar o fixador circular).
- Observar sempre a perfusão periférica do membro e a presença de edema (orientar o paciente a manter o membro elevado).
- Atentar-se para os problemas potenciais decorrentes da pressão pelo fixador externo sobre a pele, nervos ou vasos sanguíneos e para o desenvolvimento da síndrome compartimental.

CONSIDERAÇÕES FINAIS

Muitos fatores contribuíram direta ou indiretamente para a evolução e desenvolvimento dos fixadores externos, desde questões conceituais, como a utilização de fixadores externos rígidos ou dinâmicos, até questões práticas, como a utilização de fixadores de plataformas articuladas ou fixadores estáticos de clampes individuais[6].

Algumas dúvidas já foram sanadas, e as indicações vêm se tornando cada vez mais precisas e unânimes. A seguir são descritas algumas delas.

1 Os fixadores rígidos de clampes individuais, tanto mono como biplanares, devem ser utilizados preferencialmente para o tratamento temporário de fraturas, em particular as abertas ou expostas.

2 Os fixadores externos modernos de plataforma articulada e módulo de elasticidade interno, geralmente confeccionados com fibra de carbono e ligas de alumínio, podem ser utilizados para o tratamento definitivo de fraturas e ainda em algumas enfermidades ortopédicas congênitas ou adquiridas, para alongamentos e transportes ósseos. Porém, em razão de sua potencial instabilidade quando ocorre carga axial, esses fixadores não podem ser indicados em todos os casos.

3 Já os fixadores externos circulares, continuam apresentando os melhores resultados em relação à estabilidade e versatilidade de utilização. Deve-se colocar em questionamento a indicação em enfermidades menos complexas, pois sabidamente esse sistema é desconfortável para o paciente e, portanto, não é indicado nesses casos. Deve-se dar preferência a métodos convencionais consagrados de tratamento ou sistemas de fixação externa mais simples, deixando a utilização do fixador circular para os casos graves.

Observa-se no histórico dos fixadores externos uma importante evolução no decorrer dos anos, e acredita-se que muito ainda se tenha a modificar e a aprender. Tecnologias inovadoras, busca por qualidade de vida e atualização da técnica e custos menores são as perspectivas no tratamento com fixadores externos[6].

REFERÊNCIAS BIBLIOGRÁFICAS

1 Nettina SM. Prática de Enfermagem. Rio de Janeiro: Guanabara Koogan; 2003.

2 Sisk TD. General principles and techniques of external fixation. Clin Orthop 1983;180:96-100.

3 Rothrock JC. Alexander – Cuidados de Enfermagem ao paciente cirúrgico. [Tradução José Eduardo Ferreira de Figueiredo et al.] Rio de Janeiro: Guanabara Koogan; 2007.

4 Behrens F. A primer of fixator devices and configuration. Clin Orthop 1989;241:5-14.

5 Mears DC. External Skeletal Fixation. Baltimore: Williams & Wilkins 1983;14-41.

6 Rotbande IS, Ramos MRF. Atualização em fixação externa: conceitos e revisão. Rev Bras Ortopedia 2000;35(4):103-8.

7 Chao EYS, Aro H, Lewallen DG. The effect of rigidity on fracture headline in external fixation. Clin Orthop 1989;241:24-35.

8 Behrens F, Johnson W. Unilateral external fixation: methods to increase and reduce frame stiffness. Clin Orthop 1984;241:48-56.

9 Behrens F, Johnson WD, Kock KW. Bending stiffness of unilateral and bilateral fixator frames. Clin Orthop 1993;178:103-10.

10 Behrens F. General theory and principles of external fixation. Clin Orthop 1989;241:15-23.

11 Frigg R, Appenzeller Q, Christensen R, et al. The development of the distal femus Less Invasive Stabilization System (LISS). Injury 2001;32:SC24-31.

12 Taljanovic MS, Jones MD, Ruth JT, Benjamin JB, Sheppard JE, Hunter TB. Fracture fixation. RadioGraphics 2003;23:1569-90.

13 Bianchi-Maiocchi A. Introduzione alla conoscenza delle metodiche di Ilizarov in Ortopedia e Traumatologia. Milano, Medi Surgical Video 1983;123-131.

14 Guarniero R. Erros comuns na utilização do método de Ilizarov. Rev Bras Ortop 1990;25:31-34.

15 Bianchi-Maiocchi A. L'Osteosyntesi Transossea Secondo GA. Ilizarov. Milano, Medi Surgical Video 1985;34-42.

16 Smeltzer SC, Bare BG. Tratado de enfermagem médico-cirúrgica. Rio de Janeiro: Guanabara Koogan; 2002.

12 Atuação da equipe de enfermagem no banco de tecidos musculoesqueléticos – da captação ao uso clínico

Luiz Augusto U. Santos
Arlete M. M. Giovani
Graziela Guidoni Maragni
Thaís Q. Santolim
Alberto Tesconi Croci

Palavras-chave Transplante homólogo; banco de tecidos.

Estrutura dos tópicos Evolução dos bancos de tecidos musculoesqueléticos. Atividades de um banco de tecidos musculoesqueléticos. Gerenciamento e recursos humanos da equipe de enfermagem. Transplante de tecidos. Considerações finais. Referências bibliográficas. Anexos.

EVOLUÇÃO DOS BANCOS DE TECIDOS MUSCULOESQUELÉTICOS

Há algum tempo a área de Ortopedia e Odontologia enfrenta o desafio do tratamento de pacientes portadores de perdas ósseas que acometem algumas regiões do esqueleto. Essas lesões levam à formação de cavidades em determinados segmentos, regiões e estruturas ósseas, o que interfere e compromete o desempenho da função desse local. Um número crescente de pessoas com esse perfil tem procurado os serviços de saúde nesses últimos anos (RBT 2010)[1]. A causa mais comum dessas lesões é o processo de osteólise, desencadeado pela resposta fisiológica ao aparecimento de tumores, infecções, falta de elemento dental e presença de debris de materiais de implante soltos contra o osso hospedeiro. Outras causas menos frequentes estão relacionadas com doenças reumáticas, metabólicas, endócrinas e idiopáticas.

Com os avanços das técnicas cirúrgicas, da sofisticação dos implantes artificiais e do ganho de qualidade na obtenção e processamento dos aloenxertos, muitos pacientes passaram a ser beneficiados em seu tratamento com o uso de tecidos estocados nos Bancos de Tecido. Entre as indicações mais comuns para esse procedimento estão as reconstruções do arcabouço ósseo que antecedem as revisões de prótese de quadril e joelho e as reconstruções mandibulares e maxilares precedentes à instalação de implantes dentários. O uso desses enxertos também é indicado nas pseudartroses, ressecções por tumores ósseos e cirurgias da coluna vertebral. Recentemente, o uso de tendões tem sido frequente nas reconstruções lesões ligamentares de joelho e ombro.

Considerando os resultados satisfatórios com o uso de aloenxertos captados de multidoadores de órgãos e tecidos com morte encefálica, um número cada vez maior de cirurgiões ortopédicos e dentistas opta atualmente pelo uso de enxertos homólogos, fato este percebido nas estatísticas dos últimos anos (Associação Brasileira de Transplantes – ABTO)[*]. Esse dado é corroborado pelas desvantagens já conhecidas do uso de tecidos autólogos, tais como o aumento da morbidade do doador, maior risco de infecção inerente ao segundo procedimento cirúrgico necessário para sua obtenção, risco de lesão nervosa e limitação da quantidade e variedade do enxerto obtido[2-4].

---

[*] Registro Brasileiro de Transplantes; Órgão oficial da Associação Brasileira de Transplante de Órgãos-ABTO: 2000 – 2010.

Essa tendência, aliada ao número crescente de pacientes portadores de perdas ósseas que procuram os serviços especializados de ortopedia e odontologia, impulsiona a criação de alguns Bancos de Tecidos no país de forma experimental[5].

Em 1997, com a reorganização do sistema de captação de órgãos, a valorização dos transplantes de tecidos no Brasil e o maior destaque aos transplantes de tecidos, fez-se necessária uma maior discussão sobre o tema.

O recém-criado Sistema Nacional de Transplantes – SNT, do Ministério da Saúde, discute e elabora, juntamente com comissões técnicas, as primeiras legislações contemplando o uso de tecidos pela comunidade médica[6,7]. Mais tarde, legislações especificamente voltadas para as atividades de um Banco de Tecidos são publicada[8-10] e passam a servir de diretriz na estruturação de novos bancos e reestruturação daqueles existentes.

As diretrizes são embasadas nos protocolos já desenvolvidos em caráter experimental por alguns centros e nos *standards* desenvolvidos por associações internacionais (European Association of Tissue Banks – EATB[11] e American Association of Tissue Banks – AATB[12]), que há décadas se dedicam ao desenvolvimento de pesquisas e padronização de técnicas que garantam a qualidade e viabilidade dos múltiplos tecidos obtidos pelos bancos.

Essa evolução na legislação promove a criação dos primeiros centros de referência em captação, processamento e distribuição em larga escala de tecidos musculoesqueléticos.

No Instituto de Ortopedia e Traumatologia do Hospital das Clínicas da FMUSP, a inserção de uma equipe de enfermagem para atuar no Banco de Tecidos fez parte do plano de reestruturação do serviço. Com essa nova realidade, os enfermeiros recebem treinamento específico e capacitação internacional para atuarem em todas as fases do processo: triagem dos potenciais doadores, captação dos tecidos com técnica cirúrgica de dissecção e síntese, criopreservação, avaliação dos receptores antes e após o transplante e preparação intraoperatória dos enxertos na sala cirúrgica momentos antes de seu implante. Além dessas atividades, a equipe de enfermagem assume o gerenciamento do Banco de Tecidos, inclusive do centro cirúrgico nele localizado.

ATIVIDADES DE UM BANCO DE TECIDOS MUSCULOESQUELÉTICOS

Ética e diretrizes legais

Com o desenvolvimento de novas tecnologias envolvendo os tecidos musculoesqueléticos nos procedimentos terapêuticos, surgiu a necessidade de regulamentar o funcionamento de bancos que já captavam, armazenavam e distribuíam enxertos ósseos, até então sem regras explícitas e padronizadas.

A manutenção de um Banco de Tecidos Musculoesqueléticos (BTME) não é uma tarefa simples. Além da metodologia envolvida no preparo dos tecidos, há também diretrizes legais referentes aos doadores e aos procedimentos técnicos estabelecidos que devem ser seguidas.

No Brasil, a normatização dos BTMEs é vinculada à Lei Federal n. 9434, regulamentada pelo Decreto n. 2268, a qual disciplina "a remoção de órgãos, tecidos e partes do corpo humano e sua aplicação em transplantes, enxertos ou outra finalidade terapêutica".

Direcionada à abertura e manutenção de bancos de tecidos ósteo-fáscio-condroligamentosos, a Portaria n. 1686, de 20 de setembro de 2002, regulamenta em Diário Oficial da União, pelo

Ministério da Saúde, desde o processo de cadastramento das equipes até as normas técnicas específicas para o funcionamento dos bancos.

Recentemente, em 27 de dezembro de 2006, a Agência Nacional de Vigilância Sanitária (ANVISA) publicou no Diário Oficial da União a Resolução RDC n. 220, uma normativa relacionada ao funcionamento de BTMEs. As normas técnicas estabelecidas estão em consonância com a legislação já citada anteriormente.

Essa resolução define Banco de Tecidos Musculoesquelético como "o serviço que, com instalações físicas, equipamentos, recursos humanos e técnicas adequadas, tenha como atribuições a realização da triagem clínica, laboratorial e sorológica dos doadores de tecidos, retirada, identificação, transporte para o BTME, processamento, armazenamento e disponibilização de ossos, tecidos moles (cartilagem, fáscias, serosas, tecido muscular, ligamentos e tendões) e seus derivados, de procedência humana para fins terapêuticos, pesquisa e ensino".

Como a Portaria 1686, essa resolução detalha as fases do processo de criação de um Banco de Tecidos Musculoesqueléticos, descrevendo minuciosamente cada tópico seguinte:

- normas gerais – referem-se às exigências legais;
- competências – descrevem as competências de um BTME;
- norma específica – especifica como deve ser o regulamento interno, o manual técnico-operacional e a estrutura administrativa e técnico-científica;
- instalações físicas, materiais e equipamentos – estabelecem a estrutura para o seu funcionamento;
- operacionalização – detalha cada fase, desde a triagem do doador falecido, retirada, processamento, embalagem e armazenamento até a distribuição dos tecidos captados. Também con-

templa o controle de qualidade do tecido, bem como o descarte de resíduos.

A proposta atual da legislação é padronizar e facilitar a auditoria e o controle de todos os BTMEs, determinando pontos relevantes para cada fase do processo, da doação ao transplante do enxerto ósseo. Além da observação cuidadosa das diretrizes legais para o funcionamento de um Banco de Tecidos Musculoesqueléticos, também é de vital importância a atenção à normativa ética.

Dentro das balizas éticas, destacam-se os seguintes princípios:

- autonomia e autodeterminação – segundo Durand[13], "o dever de informação deve se referir ao que o paciente ou participante de pesquisas tem necessidade de saber para decidir com inteligência, isto é, tudo o que ele tem necessidade de conhecer para tomar uma decisão esclarecida". Portanto, ao receptor de um tecido do sistema musculoesquelético, deverão ser fornecidas informações em uma linguagem acessível sobre todo o processo de obtenção do tecido, os riscos e as chances do sucesso ou insucesso do tratamento. A etapa seguinte se refere à decisão do paciente, depois de sua avaliação das informações recebidas. Sua decisão deve ser firmada em impresso que será agregado no prontuário. Esse impresso é comumente chamado de formulário de consentimento. É o consentimento livre e esclarecido. No caso de menores ou de portadores de deficiências mentais, deverá ser utilizado o consentimento substituído, ou seja, obtido pela decisão dos pais ou tutores. O enfermeiro deve participar ativamente dessa fase do processo durante a consulta de enfermagem, fornecendo todas as informações exigidas com uma linguagem isenta de termos complexos ou técnicos, a fim de possibilitar ao paciente fácil compreensão para a tomada da decisão final. Para que esse documento seja autêntico, o consentimento tem de ser livre, ou seja, isento de coação. Portanto, o enfermeiro deverá ser objetivo e imparcial durante suas orientações. Durand alerta para que o profissional esteja preparado para a manifestação de recusa do tratamento, evitando a interpretação de rejeição como um sinal de despreparo e não entendimento por parte do paciente;

- justiça – dentro do complexo princípio de justiça, pode-se enfatizar a igualdade do tratamento, representada pelas listas de espera. Apesar da dificuldade do gerenciamento de listas de espera, cabe ao enfermeiro, em conjunto com a equipe de enfermagem, controlar e aprimorar os métodos de administração da igualdade de oportunidades para a utilização dos tecidos disponíveis. A interação do enfermeiro com os profissionais de informática, na criação e utilização dos programas para este fim, torna-se imprescindível;

- simbolismo do corpo – o valor especificado nesse princípio é a não coisificação do corpo. O enfermeiro que realiza suas atividades em um Banco de Tecidos deverá desempenhar com cuidado e responsabilidade a reconstrução do doador falecido, após a captação dos tecidos, respeitando-se, portanto, os parâmetros anatômicos.

Por fim, vale ressaltar a importância da atuação interdisciplinar em um BTME. A integração dos saberes disciplinares diferentes conduzirá a uma abordagem mais efetiva e eficiente de todo o processo de transplante de tecidos do sistema musculoesquelético.

GERENCIAMENTO E RECURSOS HUMANOS DA EQUIPE DE ENFERMAGEM

Dentro do processo administrativo do gerenciamento de um BTME, é importante que o enfermeiro esteja envolvido em todas as fases, desde o planejamento, a organização e o recrutamento de pessoal até a realização dos procedimentos, sua direção e controle.

Para o gerenciamento de um BTME, o enfermeiro deverá lançar mão de algumas ferramentas, tais como:

- planejamento de custo – é o item que dará sustentabilidade ao serviço e oportunidade de se autogerir. Uma composição das necessidades de recursos humanos, equipamentos e materiais de consumo deve ser prevista para cada setor de atuação (área administrativa, retirada dos tecidos, processamento, armazenamento e distribuição) (Quadro 1);
- planejamento estratégico – planejamento das atividades de curto e longo prazo, com o estabelecimento claro das metas e planos de ação a serem implementados e atingidos;
- estabelecimento de indicadores – a avaliação dos indicadores poderá auxiliar na tomada de decisões: número de captações, número de tecidos processados, número de cirurgias realizadas, número de tecidos utilizados, número de tecidos descartados, número de consultas de enfermagem, entre outros.

Cabe também ao enfermeiro realizar a revisão das necessidades geradas pelas mudanças de políticas e avanços tecnológicos, redefinindo os procedimentos para garantir a atualização e aplicabilidade.

Quadro 1 Descrição das áreas de atuação de um BTME e a necessidade de recursos humanos mínimos

Áreas de atuação	Recursos humanos	Recursos materiais e equipamentos
Estrutura técnico-científica	1 responsável legal (médico) 1 responsável administrativo (enfermeiro)	Materiais de consumo
Área administrativa (trabalho de secretaria e arquivamento de documentos)	1 profissional para as tarefas administrativas	Equipamentos de informática, telefonia, arquivo, mobília e materiais de consumo
Captação de tecidos	1 profissional para a triagem clínica do doador (médico) Equipe de retirada de tecidos, no mínimo composta por 3 profissionais (2 enfermeiros e 1 auxiliar ou técnico de enfermagem)	Instrumentais cirúrgicos, 1 serra elétrica, perfurador, próteses de reconstrução do doador, embalagem estéril, seladora, recipiente térmico para transporte dos tecidos captados e materiais de consumo
Sala de recepção de tecidos	Equipe técnica para atividades internas (1 médico, 1 enfermeiro e 1 auxiliar de enfermagem)	1 refrigerador de aproximadamente 4°C ou 2°C 1 termômetro para controle da temperatura
Área de guarda de material de consumo para suprir sala de processamento	Equipe técnica para atividades internas (1 enfermeiro e 1 auxiliar de enfermagem)	Armários Material de consumo
Sala de processamento e vestiário de barreira	Equipe técnica para atividades internas (2 enfermeiros e 1 auxiliar ou técnico de enfermagem)	Instrumental cirúrgico, serra elétrica, seladora, cabine de segurança biológica classe II tipo A ou módulo de fluxo unidirecional vertical classificado (ISO 5) e material de consumo

Sala de armazenamento	Equipe técnica para atividades internas (2 enfermeiros e 1 técnico ou auxiliar de enfermagem)	Sistema de climatização 1 ultracongelador a -70°C para armazenar tecidos não liberados 1 ultracongelador a -70°C para armazenar tecidos liberados Equipamento de controle da temperatura interna dos ultracongeladores
Consulta de enfermagem	Equipe técnica para atividades internas (2 enfermeiros)	Material de consumo
Participação no intraoperatório	Equipe técnica para atividades internas (2 enfermeiros)	Recipiente térmico para transporte de tecidos e instrumentais específicos para o preparo do tecido (serra, broca, triturador etc.)
Participação em ensino e pesquisa	Equipe técnica para atividades internas (2 enfermeiros e 1 auxiliar ou técnico de enfermagem)	Material de consumo Acesso à base de dados
Participação na distribuição de tecidos	Equipe técnica para atividades internas	Material de consumo

Captação dos tecidos em doadores falecidos

A obtenção dos tecidos musculoesqueléticos tem como fonte os doadores falecidos com morte encefálica notificados pelas Comissões Intra-hospitalares (CIHDOTs), pelas Organizações de Procura de Órgãos (OPÔS) e pelas 23 centrais de notificação e captação de órgãos e tecidos (CNCDOs), logisticamente espalhadas pelo país. As notificações para as equipes captadoras são realizadas após a execução de uma série de procedimentos e exames que visam não apenas à comprovação da morte encefálica, mas também ao consentimento familiar do processo de doação de órgãos e tecidos.

A seleção dos doadores segue um rigoroso controle com investigação sorológica para antígeno e anticorpo HIV, hepatites A, B e C, HTLV-1 e 2, sífilis, chagas, toxoplasmose e citomegalovírus, além dos testes de última geração na evidenciação de DNA (*Nucleic Acid Amplification* – NAT) para HIV e hepatite B e C, exigidos para os tecidos musculoesqueléticos.

A captação dos tecidos musculoesqueléticos (ossos e tendões) é realizada após a triagem inicial dos doadores de múltiplos órgãos e tecidos (coração, rim, fígado, pâncreas, pulmão, córnea etc.).

Em nossa área específica, seguimos um protocolo de avaliação do doador que conta com um impresso de anamnese, termo de captação e exame físico (Anexo 1). Excluem-se doadores com patologias ortopédicas tais como osteoporose, osteonecrose, artrite reumatoide, lúpus eritematoso, neoplasias e faixa etária que comprometa a característica dos tecidos, transfusão sanguínea, tatuagens ou adereços (*piercings*) dentro do período de janela imunológica, usuário de drogas ilícitas, permanência em zonas endêmicas, infecções generalizadas ou localizadas, fraturas, escoriações nos membros em que serão captados os tecidos musculoesqueléticos ou qualquer outra situação que coloque em dúvida a qualidade desses tecidos, conforme dispostos nas legislações vigentes: Portaria n. 1686 do MS de 20 de setembro de 2002 e RDC n. 220 da ANVISA, publicada em 27 de dezembro de 2006.

O plano de captação é programado previamente, ou seja, os tecidos a serem retirados são os mais utilizados nas cirurgias ortopédicas e odontológicas ou aqueles solicitados especialmente pelos cirurgiões.

A supervisão direta e à distância da equipe de captação de tecidos é de responsabilidade de um médico ortopedista especializado na área. A equipe de enfermagem composta por enfermeiros especializados entra em campo e realiza todo o procedimento cirúrgico relacionado com a captação dos principais tecidos disponibilizados pelo BTME, tais como: fêmures, tíbias, fíbulas, tálus, calcâneos, cristas ilíacas, tendões tibiais, patelares, extensores, do calcâneo, entre outros. Todo procedimento é realizado em condições absolutamente assépticas, como em uma cirurgia, e o acesso, feito por planos anatômicos (Figura 1).

Os tecidos retirados são imediatamente embalados em invólucros triplos, selados hermeticamente e encaminhados sob refrigeração (-4ºC) ao Banco de Tecidos.

Uma etapa muito importante do processo de captação é a reconstrução do doador (Figura 2). Para isso, são utilizadas próteses especialmente desenvolvidas para essa finalidade, gesso, fios de sutura e gaze. Essa reconstrução é feita rigorosamente e caracteriza-se como a fase mais trabalhosa do procedimento. São respeitados todos os parâmetros anatômicos e, portanto, a deformação do doador não ocorre.

Processamento e criopreservação de tecidos musculoesqueléticos

Ao término da captação, os tecidos são encaminhados ao BTME refrigerados em geladeiras portáteis com monitorização de temperatura durante todo o período de transporte.

A etapa do processamento é precedida por um planejamento de atividades necessárias para sua realização, tais como provisão de materiais e instrumentais, convocação da equipe de processamento, definição do preparo e dimensionamento de acordo

238 ENFERMAGEM EM EMERGÊNCIAS ORTOPÉDICAS

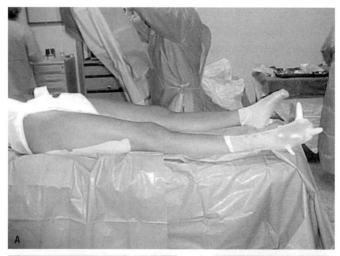

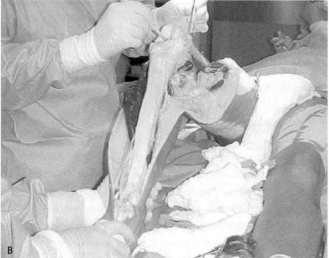

Figura 1 A e B: abordagem por planos e captação dos tecidos do sistema musculoesquelético.

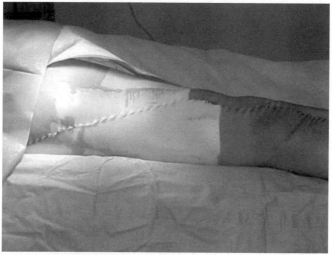

Figura 2 Membro reconstruído após a captação.

com a necessidade do serviço (fila de espera) e solicitações de cirurgiões ortopédicos e odontológicos. Essa etapa é realizada em sala cirúrgica própria classificada (classe 100 ou ISO 5) e equipada com módulo de fluxo laminar. A sala também possui antecâmara e *pass-through*, e todos os ambientes possuem rigoroso controle de partículas de ar e pressão positiva para garantia de qualidade dos tecidos lá processados. Além disso, é necessária a paramentação específica da equipe profissional, que deve ser confeccionada em material sintético (polipropileno fabricado pelo processo SMS) para evitar a dispersão de partículas que as roupas convencionais de algodão provocam. Além dessa paramentação, é necessário comportamento diferenciado nesse ambiente. Dessa forma, movimentos bruscos, uso de produtos cosméticos e exposição de pelos devem ser evitados durante a permanência nessa sala. A garantia de uma conduta adequada é resultado de treinamentos não só da equipe de enfermagem que realiza o procedimento, mas também de outros profissionais que acessam o ambiente (limpeza e manutenção).

O BTME realiza vários tipos de processamentos com esses tecidos com a finalidade de utilizá-los em cirurgias ortopédicas e odontológicas, cada qual exigindo um planejamento específico.

Para o processamento de tecidos frescos congelados, é realizado o que se chama de processamento mecânico, ou seja, a remoção de tecidos adventícios tais como sangue, periósteo, subcutâneo, músculos, fáscias e tecido fibrótico (Figura 3). Em seguida, esses tecidos são imersos em soluções emulsificantes à base de peróxido de hidrogênio e álcool sob agitação ultrassônica.

Logo após a coleta de amostras dessas soluções resultantes de medula óssea dos ossos longos e de fragmentos de cada tecido em processamento, elas são submetidas a exames microbiológicos (cultura geral, cultura de anaeróbicos e fungos). Além disso, são também obtidas amostras para análise anatomopatológica.

Por fim, inicia-se o procedimento de embalagem de todos os enxertos processados, os quais são mensurados (comprimento, altura, diâmetro, peso, volume e perímetro) e acondicionados em invólucros triplos estéreis, selados a vácuo e devidamente identificados como tecido em análise. Na etiqueta desses tecidos, constam informações do doador, exames realizados além do número de lote, item, data de validade, tipo de conservação e código de barras (Figura 4).

Assim que todos os tecidos estiverem identificados, eles são radiografados no próprio BTME e encaminhados à criopreservação.

12 ATUAÇÃO DA EQUIPE DE ENFERMAGEM NO BANCO DE TECIDOS MUSCULOESQUELÉTICOS 241

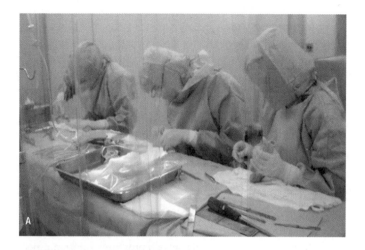

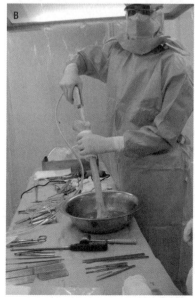

Figura 3 A e B: equipe de enfermagem em atuação durante a etapa do processamento dos tecidos.

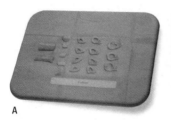 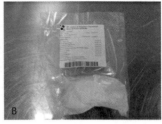

Figura 4 A e B: tecidos processados embalados e identificados.

Os ossos também podem ser processados em sua forma liofilizada, em que toda a água é removida com o tecido ainda congelado. O processo consiste em colocar o tecido em uma câmara liofilizadora onde os cristais de gelo presentes sublimam pela ação da alta pressão, não passando pela fase líquida e, portanto, mantendo a viabilidade da matriz óssea.

O resultado é um tecido seco, conservável em temperatura ambiente, devendo receber esterilização final por irradiação.

Ao término dos processamentos, é realizada a documentação do procedimento no Termo de Processamento (Anexo 2), que é arquivado no prontuário do doador.

O estoque dos tecidos pode ser mantido tanto congelado quanto liofilizado, se necessário, segundo os mesmos padrões utilizados pelas Associações e Bancos de Tecidos mundiais. Outras formas de processamento têm sido investigadas com o propósito de diminuir os custos relacionados a estocagem e manutenção. A glicerolização do tecido ósseo é apresentada como uma metodologia de processamento capaz de manter a viabilidade da matriz e impedir o crescimento bacteriano, além de possibilitar a estocagem em temperatura ambiente[14].

Criopreservação dos tecidos

Na sala de criopreservação, os tecidos são armazenados conforme seu *status* no processo. Assim, há um espaço destinado a tecidos em análise ou em período de quarentena (onde permanecem por em média 60 dias até a definição do resultado de todos os exames) e àqueles já liberados para uso. Ambos os ambientes são equipados com ultrafreezers com temperatura entre −85 e 110°C.

A sala é também equipada com sistema de ar condicionado e gerador próprio de energia e de proteção contra descongelamento a gás carbônico (*backup* de CO_2), além de um rigoroso sistema de monitorização de temperatura, com registro impresso de temperatura durante 24 horas e sistema de alarme via satélite, o que garante a manutenção da temperatura adequada e detecção precoce de intercorrências.

Dependendo do resultado das análises, os tecidos são transferidos para a sala de material liberado para uso. O período máximo de criopreservação é de 5 anos para o tecido ósseo e de 2 anos para os tecidos moles e tendíneos.

Controle de qualidade e distribuição

Até o momento do transplante, todos os tecidos processados são submetidos a rigorosos critérios de garantia de qualidade. É necessária a avaliação de todos os dados pertinentes ao doador, resultados de exames, manutenção e controle dos equipamentos e materiais e instrumentais utilizados em todas as fases de cada procedimento.

Todos os processos são informatizados pelo Sistema Gerenciador do Banco de Tecidos, um programa desenvolvido para o registro de todas as etapas, o que permite o resgate e a rastreabilidade de cada enxerto processado e disponibilizado. Pela codificação, é possível identificar o doador, o lote, a validade, os exames e os *status* do tecido (em análise, liberado, excluído e utilizado).

Diante da necessidade de resgate de informações, como na evidência de um efeito adverso, é possível de forma rápida e segura obter informações e implementar ações corretivas e preventivas.

Para que um lote de enxertos em análise seja liberado para uso, o enfermeiro deve analisar os resultados de todos os exames realizados: sorologias NAT ou PCR para HIV, hepatites B e C, cultura geral, cultura de anaeróbios, cultura de fungos, exame anatomopatológico e laudos radiográficos. Esses laudos de exames são em última instância avaliados e liberados pelo diretor técnico do Banco de Tecidos.

Além dos exames, a avaliação do registro impresso de temperatura durante o período de estocagem é considerada. As oscilações de temperatura são rapidamente detectadas e informadas aos integrantes da equipe do BTME, mesmo a distância, pelos celulares. Além disso, alarmes sonoros em pontos estratégicos do hospital e presença de *backups* de CO_2 garantem a confiabilidade do sistema.

Após a liberação de cada lote, os enfermeiros realizam um exame minucioso da integridade de cada tecido durante a substituição das etiquetas de tecidos em análise para liberação e transferência de setor. A logística de estocagem dos tecidos nos ultrafreezers considera o tipo de tecido e a agilidade na busca.

Vale ressaltar que, para um controle rigoroso de qualidade, todas as etapas de cada procedimento são realizadas pelo *checklist* com dupla conferência e anuência.

Todos os dados pertinentes ao doador e/ou lote são arquivados em prontuário único e armazenado em arquivo próprio do BTME por um período mínimo de 25 anos.

Uma soroteca com amostras de plasma de doadores são disponibilizadas pelo BTME em caso de necessidade de exames de contraprova.

Tão logo os critérios de qualidade sejam avaliados e aprovados, os tecidos são disponibilizados.

Os tecidos são distribuídos para as diversas especialidades (quadril, joelho, ombro, tumores e odontologia), conforme a disponibilidade e a solicitação dos enxertos. O cirurgião faz a solicitação ao BTME por meio da discussão dos casos e envio de formulário específico. A reserva do tecido é feita levando-se em conta a demanda para cada tipo de transplante, lista de espera e estoque. A lista de espera segue a legislação vigente e, atualmente, é organizada e gerida pelo próprio BTMEs, seguindo uma ordem por data de inclusão. Casos urgentes eleitos pela equipe médica, tais como tumores malignos e situações com risco de vida, são notificados ao BTME por um Termo de Urgência, para pronto atendimento.

TRANSPLANTE DE TECIDOS

Composição do tecido ósseo

O tecido ósseo é composto por duas porções: 1 – orgânica, constituída por células próprias do osso (osteoblastos, osteoclastos e osteócitos) e pela matriz orgânica por elas sintetizada; 2 – inorgânica, constituída pela hidroxiapatita, depositada de forma amorfa em uma fase inicial e que em curto espaço de tempo é convertida em outra hidroxiapatita cristalina. A matriz orgânica corresponde a 35% do volume ósseo e a matriz inorgânica, a 65%[15].

Apesar da resistência e dureza, o tecido ósseo é muito plástico e possui alta capacidade de se remodelar mediante diversas situações a que é submetido, tais como fraturas, lesões e perdas ósseas. O processo de regeneração do tecido ósseo se inicia a partir de importantes reações biológicas, desencadeadas pela própria lesão do tecido. A enxertia desencadeia um mecanismo de migração das células ósseas pertencentes ao leito receptor para o interior do enxerto, com a finalidade de reabsorvê-lo e substituí-lo por osso neoformado[16].

As células pertencentes ao tecido ósseo são os osteoblastos, os osteócitos e os osteoclastos.

Os osteoblastos são células cuboides e alongadas de origem mesenquimal que estão localizadas nas margens ósseas; sua função é produzir a matriz orgânica do tecido ósseo. Em menor atividade, essas células assumem forma mais delgada. Os osteócitos são osteoblastos encapsulados, que após a maturação ficaram presos dentro da matriz mineralizada, mas que ainda mantêm contato com outras células por meio de ramificações do citoplasma, mantendo assim uma funcionalidade fisiológica do tecido[19]. Esse contato com células da superfície, como os osteoblastos e *lining cells*, está relacionado com a manutenção da estrutura óssea e com as respostas fisiológicas que levam à formação ou reabsorção do tecido[16].

Os osteoclastos são células gigantes, com múltiplos núcleos, e sua função é relacionada à reabsorção. Em sinergia com os osteoblastos, promovem a remodelação óssea.

Denomina-se *creeping substitution* a interação e o sinergismo entre as células ósseas, e esta ocorre mediante três eventos celulares essenciais: a osteogênese (evento celular que propicia a síntese da matriz óssea pelos osteoblastos), a osteoindução (capacidade de induzir a migração de células mesenquimais e sua diferenciação em osteoblastos) e a osteocondução (capacidade do tecido de servir de molde ou guia para os processos celulares envolvidos na reparação do tecido ósseo).

Transplante de tecido ósseo

O primeiro transplante de osso homólogo foi descrito por William MacEwen em 1878. Nessa época, o tratamento das osteomielites era realizado por ressecções cirúrgicas dos segmentos infectados. Esse cirurgião utilizou segmentos tibiais homólogos (obtidos de pacientes submetidos a osteotomias) na reconstrução de uma falha óssea causada pela ressecção de parte do úmero de um jovem garoto portador de osteomielite.

O termo transplante não é muito empregado pela comunidade científica para se referir ao uso do tecido ósseo. Comumente, usa-se o termo enxertia óssea. O enxerto ósseo pode receber uma nomenclatura e ser classificado dependendo da origem de sua obtenção e de onde será implantado (Quadro 2).

Quadro 2 Classificação dos enxertos de acordo com sua natureza

Enxerto autólogo ou autoenxerto	Enxerto de tecidos no mesmo indivíduo de um local para outro (p. ex., enxerto de crista ilíaca)
Isoenxerto	Enxerto entre pessoas com características geneticamente idênticas – homozigotos, p. ex., gêmeos idênticos (p. ex., enxerto de medula óssea)
Aloenxerto ou enxerto homólogo	Enxerto de um indivíduo de uma mesma espécie com características genéticas distintas (p. ex., enxerto de banco de tecidos)
Xenoenxerto ou enxerto heterólogo	Enxerto de um indivíduo de uma espécie para outra (p. ex., com osso bovino)

Transplantes ortopédicos

Na década de 1960, foi desenvolvida por John Charnley uma técnica que permite a substituição da cabeça femoral por uma esfera de metal acoplada a uma haste encaixada dentro do canal medular femoral. Tal cirurgia chamada de artroplastia total de quadril (ATQ) tornou-se um tratamento de primeira escolha para tratar a osteoartrose e outros acometimentos da articulação coxofemoral.

A complicação em longo prazo mais frequente nesse tipo de cirurgia é a soltura da prótese, que então começa a mover-se, podendo gerar um desgaste ósseo local.

Nos casos mais graves, as perdas ósseas críticas fazem com que sejam necessárias as reposições e reconstruções do arcabouço ósseo com enxertos ósseos. Nos últimos anos, o uso dos enxertos homólogos para reposição de perdas ósseas na área ortopédica têm sido imperativo e muito indicado pelos ortopedistas tanto nas perdas geradas pela reação aos *debris* em decorrência da soltura da ATQ quanto em casos de tumores ósseos malignos (osteossarcomas e sarcomas de Ewing) e benignos (cistos ósseos simples e cistos ósseos aneurismáticos), em que se faz necessária a ressecção de todo o segmento ósseo acometido e sua reconstrução por segmentos homólogos semelhantes ao retirado. Outra tendência é a possibilidade de uso de substâncias capazes de desempenhar um papel auxiliar no processo de reparação dos tecidos, hoje denominados fatores de crescimento. Essas substâncias produzidas por vários tipos celulares promovem o crescimento e a proliferação celular, assim como seu uso como forma de modular os eventos celulares no tecido ósseo.

Entre essas substâncias, encontra-se o fator de crescimento derivado de plaquetas (PDGF) e o fator de crescimento de transformação (TGF) presentes no plasma rico em plaquetas, que foi analisado com o uso de aloenxertos e indicado em cirurgias odontológicas[5].

Uso de tendões como tendência de tratamento nas reconstruções ligamentares do joelho

Além dos tecidos ósseos, outros tecidos do aparelho locomotor podem ser captados, processados e estocados no BTME com finalidade de transplante. A exemplo de outros Bancos de Tecidos mundiais, realizamos trabalhos avaliando a qualidade e alterações biomecânicas dos tendões após o processamento e criopreservação a $-80°C$[17,18].

Os bons resultados encontrados nesses ensaios iniciaram discussões entre especialistas em cirurgias do joelho, uma vez que o banco de tecidos colocava à disposição uma outra opção de tratamento para as lesões ligamentares.

Em outros países, o tendão homólogo tem seu uso rotineiro empregado em cirurgias para tratamento de lesões ligamentares do joelho. Alguns serviços norte-americanos utilizam esse tipo de enxerto para reconstrução do ligamento cruzado anterior, o qual apresenta incidência elevada não somente naquele país, mas também no Brasil.

Com a reestruturação de nosso serviço no ano de 2005, iniciamos uma nova técnica voltada para a disponibilização de tendões com um programa de qualidade bem estruturado em consonância com outros centros de referência nacional e internacional. Hoje é disponibilizada por nosso serviço uma série de tendões captados de diversas regiões com aplicabilidades muito específicas (tendões tibiais, quadricipitais, do calcâneo, patelares e fibulares). Assim, passamos então a acompanhar tecnologicamente a tendência no uso desses tecidos, já praticado em outros centros mundiais de excelência em ortopedia e traumatologia.

Em pacientes com lesões ligamentares mais simples, ainda é mais frequente o uso dos enxertos autólogos, apesar de ainda não haver um conceito mundial, tampouco nacional, quanto ao uso dos enxertos homólogos comparados aos autólogos. No ano de 2007, houve um expressivo aumento do número de tendões transplantados em relação aos anos anteriores. Talvez esse fato seja explicado pela mudança na indicação dos aloenxertos tendíneos corroborada pelas desvantagens em relação ao uso dos enxertos autólogos (aumento da morbidade e variabilidade limitada de tendões para o transplante). Uma situação completamente diferente é em relação às lesões multiligamentares do joelho (Figura 5). Apesar de bem menos frequentes que as lesões isoladas do ligamento cruzado anterior, as lesões associadas de outros ligamentos do joelho são, de modo consensual, tratadas mundialmente com enxertos homólogos de Banco de Tecidos. O Instituto de Ortopedia do Hospital das Clínicas da Faculdade de Medicina da Universidade de São Paulo (IOT-HCFMUSP), uma referência no tratamento de lesões complexas do joelho, tem concentrado o atendimento dos pacientes portadores desse grau de lesão.

Transplante de tecidos na odontologia

Além da ortopedia, a odontologia também tem buscado ao longo dos anos alternativas de tratamento para a reposição de perdas ósseas mandibulares e maxilares em pacientes desdentados. A falta do elemento dental causa reabsorção do osso alveolar, necessitando de cirurgias pré-protéticas de enxertias para reposição do tecido ósseo ausente. O transplante de porções ósseas retiradas do ilíaco e do mento (trans-

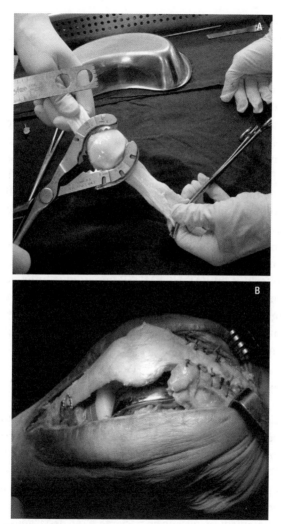

Figura 5 A e B: preparação e implante de um tendão patelar homólogo durante a reconstrução ligamentar de joelho.

plante autólogo) foi difundido nos últimos anos, porém, de forma similar ao que ocorreu na área ortopédica, as desvantagens relacionadas à morbidade do doador e os bons resultados observados no uso de aloenxertos em pacientes ortopédicos motivaram profissionais e pacientes a aderir a essa modalidade de tratamento. Com a necessidade iminente da odontologia de usar esses tecidos, uma regulamentação pelo Ministério da Saúde foi estabelecida. Em consonância com os conselhos de classe e Bancos de Tecidos, o uso foi restrito a profissionais cadastrados pelo Sistema Nacional de Transplantes (SNT) por meio da comprovação de especialidade (periodontia, implantodontia e bucomaxilofacial). A distribuição de tecidos para uso odontológico tem sido crescente ao longo dos anos, configurando-se como uma tendência no tratamento de perdas ósseas maxilares e mandibulares. O banco de tecidos do IOT-HCFMUSP possui uma linha de processamento de tecidos com aplicabilidade exclusiva para odontologia, inclusive a modelagem do osso sobre uma prototipagem do receptor, facilitando a cirurgia e reduzindo o tempo operatório (Figura 6).

Atendimento pré-operatório

Uma vez indicada a necessidade do uso de aloenxerto pela equipe médica, os enfermeiros do BTME realizam a reserva dos tecidos e a consulta de enfermagem com o futuro receptor.

Durante a consulta, o enfermeiro é responsável por esclarecer o potencial receptor quanto aos procedimentos e às informações inerentes ao processo de transplante. Todo o processo é minuciosamente explicado ao paciente, e são destacados os riscos e benefícios do tratamento.

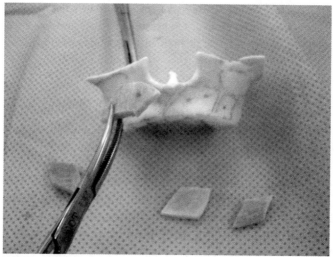

Figura 6 Processamento de enxerto para uso em cirurgias odontológicas.

Ainda nessa intervenção, são colhidas informações para o histórico de enfermagem, tornando possível a detecção de algumas situações que contraindicam o uso dos aloenxertos ou mesmo exigem um planejamento pré-operatório por parte da equipe ou mesmo da família. Tal fato é imediatamente notificado e discutido com a equipe cirúrgica. Ao final, o consentimento livre esclarecido é assinado pelo receptor (Anexo 3), autorizando o transplante. Em caso de recusa pelo receptor ou responsável, a equipe médica é informada e o transplante não ocorre.

Na data da cirurgia, o enfermeiro é responsável pelo preparo dos tecidos e planejamento de todo o processo. Assim, cabe a ele prover os instrumentais estéreis necessários para o preparo dos enxertos (serra, drill, embalagens, triturador cirúrgico etc.) e acondicionar os tecidos reservados em geladeiras rígidas e gelo seco com controle de temperatura. Esses tecidos são encaminhados à sala de cirurgia momentos antes de seu implante.

Atendimento intraoperatório

Ao longo dos anos de trabalho no Banco de Tecidos IOT-HCFMUSP, os enfermeiros assumiram uma responsabilidade no momento dos transplantes ortopédicos: a preparação intraoperatória dos enxertos.

Nessa atividade, os enfermeiros entram em campo cirúrgico no momento do transplante e realizam toda a manipulação dos aloenxertos antes do implante. Para tal, manipulam instrumentais específicos para essa finalidade, como serras, microsserras, trituradores, broca, embalagens para agitação e limpeza, entre outros.

No início, os enxertos são cuidadosamente descongelados e dimensionados. Para cada cirurgia, a forma e o tipo de enxerto preparado são definidos pelo enfermeiro, considerando o tipo de cirurgia, a extensão e localização da perda óssea e o plano cirúrgico definido pelo ortopedista. Cada cirurgia exige um dimensionamento específico, muitas vezes em formatos especiais (semicircular, triangular, retangular, em formato de "7", "L" etc.) para o perfeito encaixe na falha que se deseja reconstruir. No momento da escolha do tamanho e do local exato de implante, são considerados também os eventos celulares que ali vão ocorrer, quando o tecido homólogo é apoiado sobre o tecido do próprio receptor (osteocondução e osteointegração). A presença do enfermeiro do BTME IOT na sala propicia algumas vantagens, como a preparação adequada do enxerto, respeitando os parâmetros de garantia de qualidade, e o menor tempo de cirurgia pela equipe, já que o cirurgião concentra-se exclusivamente na técnica do transplante.

Atendimento pós-operatório

Os transplantes musculoesqueléticos frequentemente requerem os mesmos cuidados pós-operatórios das cirurgias ortopédicas convencionais. Entretanto, devemos lembrar que houve uma perda óssea e esta foi reconstituída com aloenxerto, ou seja, ainda não está integrado ao osso hospedeiro. Por isso, os maiores cuidados estão relacionados com a movimentação do receptor, o qual deve obedecer às recomendações do cirurgião sempre voltadas para cada caso especificamente.

Além disso, alguns cuidados são essenciais: observar e comunicar alterações de perfusão, sensibilidade e motricidade do membro afetado, controle rigoroso de débito de drenos e exsudação da ferida cirúrgica, administração rigorosa da antibioticoprofilaxia e analgesia prescrita, a qual vai depender de protocolos institucionais definidos pela CCIH, posicionamento adequado conforme a cirurgia realizada e elevação do membro operado. Se indicado, é necessário realizar protocolos de prevenção de úlceras por pressão e adequado posicionamento de órteses, coxins ou mesmo aparelho gessado.

Outro fator importante a ser observado no pós-operatório é que os receptores de aloenxertos musculoesqueléticos não necessitam de tratamento com imunossupressores, pois a criopreservação inativa proteínas responsáveis pela reação antígeno-anticorpo. Devem-se monitorizar os sinais de infecções e distingui-los das reações inflamatórias exacerbadas comuns nesse tipo de cirurgia, em razão de seu porte e complexidade.

Na ocorrência de não conformidades e detecção de efeitos adversos, o fato deve ser notificado ao BTME por meio de formulários específicos. Dentre as notificações mais frequentes, destacam-se o não uso do aloenxerto (sobras, suspensão da cirurgia, alteração do plano cirúrgico e queda acidental do enxerto) e a presença de infecção pós-operatória (inerente a qualquer procedimento cirúrgico de grande porte).

Para cada notificação, são implementadas ações corretivas que envolvem a rastreabilidade de dados e informações sobre cada etapa do processo de doação e transplante, desempenhadas pelo BTME, cirurgiões, profissionais da saúde e pelo próprio receptor.

CONSIDERAÇÕES FINAIS

Embora um número crescente de tecidos transplantados seja visto a cada ano, evidenciamos que ainda persistem as filas de espera de pacientes portadores de grandes falhas ósseas e que necessitam de grandes segmentos de tecidos. Em nossa instituição, um número crescente de pacientes aguarda a disponibilidade de tecidos por um período médio de 5 anos. O motivo dessa escassez de tecidos ainda é o número insuficiente de doadores, corroborado pelas frequentes recusas familiares na doação de tecidos. Assim, faz-se necessária a implementação de protocolos para obtenção de tecidos em paciente vítimas de parada cardiorrespiratória (PCR) e não somente em doadores falecidos por morte encefálica, como já é praticado em países com mais experiência nessa área, por exemplo, na Espanha. Dessa forma, uma garantia de um número maior de doadores pode propiciar aos BTME existentes a oferta de um número maior de tecidos e, assim, diminuir as listas de espera. Diante dessa realidade, a equipe de enfermagem do BTME vem desempenhando com autonomia e dedicação funções nunca antes praticadas por nossa categoria. Uma atuação bem fundamentada e especializada da equipe faz surgir uma nova especialidade da enfermagem: a atuação em Bancos de Tecidos.

Referências bibliográficas

1 RBT – Registro Brasileiro de Transplantes [on line]. São Paulo: Associação Brasileira de Transplantes de Órgãos; 2007. Disponível em: http://www.abto.org.br/profissionais/profissionais.asp.

2 Smith SE, DeLee JC, Ramamurthy S. Ilioinguinal neuralgia following iliac bone-grafting. Report of two cases and review of the literature. J Bone Joint Surg Am 1984;66(8):1306-8.

3 Cunningham N, Reddi AH. Biologic principles of bone induction: application to bone grafts. In: Habal MB, Reddi AH. Bone grafts and bone substitutes. Philadelphia: W.B. Saunders C; 1992. pp. 93-8.

4 Drumond SN. Transplantes ósseos. In: Pereira WA. Manual de transplantes de órgãos e tecidos. 2. ed. Rio de Janeiro: Medsi; 2000. pp. 359-80.

5 Santos LAU. Efeito da utilização de plasma rico em plaquetas na osteointegração dos enxertos ósseos homólogos criopreservados: estudo histomorfométrico em coelhos. [Dissertação]. São Paulo: Faculdade de Medicina, Universidade de São Paulo; 2007. Disponível em: http://www.teses.usp.br/teses/disponiveis/5/5140/tde-16082007-160750/.

6 Brasil, Leis etc. Lei n. 9434 de 5 de fevereiro de 1997. Dispõe sobre a remoção de órgãos, tecidos e partes do corpo humano para fins de transplantes e tratamento. Diário Oficial da União, Brasília (DF); 1997, 5 fev; seção 1:25.

7 Brasil, Leis etc. Decreto n. 2268 de 30 de junho de 1997. Dispõe sobre a remoção de órgãos, tecidos e partes do corpo humano para fins de transplantes e tratamento. Diário Oficial da União, Brasília (DF); 1997, 30 jun; seção 1:1.

8 Brasil, Leis etc. Portaria n. 1686 de 20 de setembro de 2002. Dispõe sobre a regulamentação para funcionamento de banco de tecidos músculo esqueléticos. Diário Oficial da União, Brasília (DF); 2002, 24 jul; seção 1:1.

9 Brasil, Leis etc. Resolução n. 220 de 27 de dezembro de 2006. Dispõe sobre o Regulamento Técnico para o Funcionamento de Bancos de Tecidos Musculoesqueléticos e de Bancos de Pele de Origem Humana. Diário Oficial da União, Brasília (DF); 2006, 29 dez.

10 Brasil, Leis etc. Portaria n. 2.600, de 21 de outubro de 2009. Aprova o Regulamento Técnico do Sistema Nacional de Transplantes. Diário Oficial da União, Brasília (DF). 2009, 21 out.

11 European Association of Tissue Banks. Common Standards for Tissues and Cells Banking. Berlin: European Association of Tissue Banks; 2004.

12 American Association of Tissue Banks. Standards for Tissue Banking. 10. ed. McLean: American Association of Tissue Banks; 2005.

13 Durand G. Introdução geral à bioética – história, conceitos e instrumentos. São Paulo: São Camilo; 2003.

14 Giovani AMM. Estudo comparativo entre o tecido ósseo criopreservado e o conservado em glicerol a 98%. [Dissertação]. São Paulo: Faculdade de Medicina, Universidade de São Paulo; 2005. Disponível em: http://www.teses.usp.br/teses/disponiveis/5/5140/tde-20082007-130551/.

15 Junqueira LC, Carneiro J. Histologia básica. 9. ed. Rio de Janeiro: Guanabara-Koogan; 1999. pp.111-28.

16 Aubin JE, Lian JB, Stein GS. Bone formation: maturation and functional activities of osteoblast lineage cells. In: American Society for Bone and Mineral Research. Primer on the metabolic bone diseases and disorders of mineral metabolism. 6. ed. Washington: ASBMR; 2006. pp. 20-9.

17 Reiff RBM. Estudo comparativo de propriedades biomecânicas da porção central do tendão de aquiles congelado e a fresco. [Dissertação]. São Paulo: Faculdade de Medicina, Universidade de São Paulo; 2003.

18 Bitar AC; Santos LAU, Croci AT, Pereira JARM, França Bisneto EN, Giovani AMM et al . Histological study of fresh versus frozen semitendinous muscle tendon allografts. Clinics [serial on the Internet]. 2010 [cited 2010 Sep 10] ; 65(3): 297-303. Disponível em: http://www.scielo.br/scielo.php?script=sci_arttext&pid=S1807-59322010000300010&lng=en. doi: 10.1590/S1807-59322010000300010.

19 Junqueira LC, Carneiro J. Histologia básica. 9. ed. Rio de Janeiro: Guanabara-Koogan; 1999. pp.192-205.

Anexo 1 Termo de retirada de tecidos musculoesqueléticos do IOT-HCFMUSP

INSTITUTO DE ORTOPEDIA E TRAUMATOLOGIA
"F. E. GODOY MOREIRA" DO HC – FMUSP
BANCO DE TECIDOS- SNT 35205SP07

TERMO DE RETIRADA DE TECIDOS MUSCULOESQUELÉTICOS

ANAMNESE DO FALECIDO

Nome completo:_____
RG_____Data Nasc __/__/____(____anos) RGCT:_____
Diagnóstico causa/morte:_____
PESO:_____ALT:_____CPF:_____Profissão:_____
Cor: Branca   Negra   Parda   Amarela   Sexo: Masc   Fem
Endereço:_____Complementos: _____
Bairro:_____Cidade_____UF: ___CEP _____
Contato: Tel_____Nome da Mãe:_____

EVIDÊNCIAS DE:	SIM	NÃO	NÃO VISUALIZADO
Icterícia			
Lesões genitais			
Linfonodos aumentados			
Tatuagens/ piercings			
Trauma genital/perianal			
Lesões orais			
Punção não terapêutica			
Pele (lesões,sarcoma, cicatriz, acesso vascular)			
Trauma/Infecção MMII/ MMSS			

Descrever se não conseguir visualizar ou se sim para alguma das questões:_____
_____
_____

DADOS DA RETIRADA:
Cidade/Local:_____
Data: __/__/__ horário início :_____ horário termino:_____
Coleta A.P. Local:_____Esfregaço Local:_____

ORGÃOS/ TECIDOS RETIRADOS:
( )Coração ( )Pulmão ( ) Rins ( )Valvas ( ) Córneas ( )Pâncreas ( ) Fígado ( ) Pele
( ) Outros

EQUIPE RETIRADA OSSOS/TENDOES: _____
_____

TECIDOS RETIRADOS:
( ) Fêmur D/E ( ) Tíbia D /E ( ) Fíbula D/ E ( )Talus D/E ( ) Calcâneo D/E ( ) C. Ilíaca D/E
( ) Úmero D/E ( ) Acetábulo D/E ( ) Tendões MMII D/E ( )Tendões calcâneos D/E
( ) OUTROS_____

AUTÓPSIA PÓS-RETIRADA: ( ) SIM   ( ) NAO

Rua Dr. Ovídio Pires de Campos, 333 1º andar, ala C
Cep: 05403-010 – São Paulo – SP
Fone: 11 30696776 E-mail: banco.tecidos.iot@hcnet.usp.br

INSTITUTO DE ORTOPEDIA E TRAUMATOLOGIA
"F. E. GODOY MOREIRA" DO HC – FMUSP
BANCO DE TECIDOS- SNT 35205SP07

EXAME FÍSICO DO DOADOR

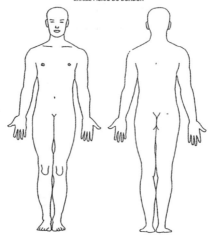

A- Abrasão	H-Hematomas	P-Cateter uretral
B- Contusão	I- Laceração	Q- Lesões pele
C- Órteses/ próteses	J- Incisões de órgãos retirados	S -_____
D- Curativos	L- Piercings	T-_____
E- Entubação	M-Tatuagens	U-_____
F- Fratura	N- Cicatrizes	V-_____
G- Punções venosas	O- Rash	X-_____

A revisão do prontuário médico disponível, anamnese e exame físico realizados, mostraram ser
<u>ACEITÁVEL/ NAO ACEITÁVEL</u> a retirada dos tecidos musculoesqueléticos._____
(circular uma opção)   (responsável)

INTERCORRÊNCIAS/ ALTERAÇÕES DURANTE A RETIRADA MUSCULOESQUELÉTICA:
_____
_____
_____

Data_____ Ass/Carimbo _____

Anexo 2 Termo de processamento do IOT-HCFMUSP

INSTITUTO DE ORTOPEDIA E TRAUMATOLOGIA
"F. E. GODOY MOREIRA" DO HC – FMUSP
BANCO DE TECIDOS-SNT 35205SP07

TERMO DE PROCESSAMENTO:

Data: 10/03/2010

Início : 7:00   Término: 13:00

NOME DO DOADOR: TNBP
LOTE: 008/10   RGCT: XXXXXXX-XX

Equipe de processamento: Luiz Augusto U. Santos, Thais Queiroz Santolim, Graziela G Maragni, Wolleya Pereira
Circulante: Aparecida Guedes

ETAPAS:
(x) PROCESSAMENTO MECÂNICO

(x) PROCESSAMENTO QUÍMICO (Peróxido e Álcool em Lavadora Ultrassônica).
OBS: _____

(x) COLETA DE CULTURAS MICROBIOLÓGICAS (Vide protocolo em anexo).

(x) EMBALAGENS TRIPLAS SELADAS À VÁCUO

(x) CRIOPRESERVAÇÃO

Horário_____ Freezer Análise_____ Prateleira

OBS: Vide em anexo lista dos tecidos processados e indicadores de esterilização dos materiais utilizados.

INTERCORRÊNCIAS:
_____
_____
_____

Ass/ Carimbo:_____

Rua Dr. Ovídio Pires de Campos, 333 1º andar, ala C
Cep: 05403-010 – São Paulo – SP
Fone: 11 30696776 E-mail: banco.tecidos.iot@hcnet.usp.br

INSTITUTO DE ORTOPEDIA E TRAUMATOLOGIA
"F. E. GODOY MOREIRA" DO HC – FMUSP
BANCO DE TECIDOS-SNT 35205SP07

TNBP	CAPTAÇÃO
CNCDO XXXX-XX PROC 10/03/2010	24/08/2008

TIBIA ESQUERDA	CÓD
FILETE 27 X 17 X 7 MM CM (3,2 CC)	6038
UMERO DIREITO 15CMX4	6039
CABEÇA FEMORAL ESQUERDA 4CM/DIAM	6082
FILETE 29 X 12 X 4MM (1,3 CC)	6083
FEMUR PROX DIREITO	6084
HEMIEPÍFISE TIBIA	6085
TENDÃO PATELAR	6084
FILETE 21 X 19 X 4 MM (1,5 CC)	6085

Rua Dr. Ovídio Pires de Campos, 333 1° andar, ala C
Cep: 05403-010 – São Paulo – SP
Fone: 11 30696776 E-mail: banco.tecidos.iot@hcnet.usp.br

Anexo 3 Termo de autorização para transplantes de tecidos musculoesqueléticos homólogos do IOT-HCFMUSP

INSTITUTO DE ORTOPEDIA E TRAUMATOLOGIA
"F. E. GODOY MOREIRA" DO HC – FMUSP
BANCO DE TECIDOS- Nº SNT: 35205SP07

TERMO DE AUTORIZAÇÃO PARA TRANSPLANTES DE
TECIDOS MUSCULOESQUELÉTICOS HOMOLOGOS
ORTOPEDIA

AUTORIZAÇÃO PARA TRANSPLANTE MUSCULOESQUELÉTICO HOMÓLOGOS

Declaro para os devidos fins legais que me foi esclarecido, em linguagem acessível, pelo cirurgião responsável o meu diagnóstico, tratamento, indicação do transplante de tecidos musculoesqueléticos homólogos e provável evolução clínica. Estou plenamente ciente de que a utilização de tecidos musculoesqueléticos homólogos está indicada para o tratamento proposto. Estou ciente dos eventuais riscos de reação inflamatória e de transmissão de doenças, os quais são diminuídos por meio de um rigoroso programa de controle de qualidade, nos procedimentos de seleção de doadores, retirada, processamento e armazenamento dos tecidos, bem como a realização de exames sorológicos, microbiológicos, radiográficos e histopatológicos. Fui esclarecido de que o sucesso no tratamento, assim como a incorporação dos tecidos transplantados, depende de vários fatores e não somente da qualidade e utilização dos mesmos. Concordo com a realização do transplante em razão dos benefícios que o procedimento pode causar, e estou ciente que o compromisso do cirurgião é de meios, e não de fins. Estou ciente de que, em caso de mudar de opinião sobre o transplante, poderei retirar meu consentimento até nos momentos que antecedem a cirurgia, sendo que os motivos de recusa serão apontados no prontuário médico, sem que haja nenhuma penalização e sem prejuízo aos cuidados. Declaro ainda que me foram fornecidas as informações conforme o disposto no artigo 10 da Lei 9434/97 que dispõe sobre a remoção de órgãos, tecidos e partes do corpo humano para fins de transplante e tratamento e pela RDC Nº. 220/06, Anexo B, parágrafo h, os quais são transcritos a seguir:

Lei 9434/97:Art.- 10. O transplante ou enxerto só se fará com o consentimento expresso do receptor, após aconselhamento sobre a excepcionalidade e os riscos do procedimento. Parágrafo único. Nos casos em que o receptor seja juridicamente incapaz ou cujas condições de saúde impeçam ou comprometam a manifestação válida de sua vontade, o consentimento de que trata este artigo será dado por um de seus pais ou responsáveis legais.

RDC N 220, 27/12/2006,Anexo B:
h) Implantar um sistema de garantia da qualidade dos procedimentos, equipamentos, reagentes, materiais e resultados; sendo que a qualidade dos tecidos disponibilizados é de responsabilidade do BTME/BP, e a responsabilidade de sua utilização final é do profissional que efetuar o procedimento terapêutico ou do pesquisador;

Receptor: _____
RG_____, CPF_____, nacionalidade_____ .

Responsável pelo Receptor_____Grau de parentesco_____
RG_____CPF _____Telefone_____ .

LOCAL: _____DATA_____HORÁRIO_____

_____
Ass. Receptor ou Responsável Legal

OBS: VIDE TECIDOS UTILIZADOS NO VERSO

13
O enfermeiro na reabilitação pós-trauma ortopédico

Luciana Aparecida de Souza
Ana Cristina Mancussi e Faro

Palavras-chave Enfermagem; reabilitação; trauma; cuidados especializados.

Estrutura dos tópicos Introdução. O trauma e suas implicações na reabilitação. Aspectos históricos e clínicos do cuidar em enfermagem na reabilitação pós-trauma. Considerações finais. Referências bibliográficas.

INTRODUÇÃO

As causas externas têm se configurado a demanda principal de cuidados especializados de enfermagem em reabilitação.

Eventos traumáticos podem ocasionar a morte de pessoas, mas também causar consequências temporárias ou definitivas à saúde e à independência funcional.

O trauma pode produzir uma condição crônica com demanda de cuidados em saúde por tempo indeterminado, continuado e prolongado, como ocorre com as vítimas de causas externas.

As causas externas constituem uma categoria estabelecida pela Organização Mundial da Saúde (OMS) para se referir a agressões, acidentes, traumas e lesões. Na décima revisão da Classificação Internacional de Doenças, esse grupo de causas abrange os códigos V01 a Y98, compostos pelas mortes acidentais em decorrência de trânsito, transporte, quedas, envenenamentos, afogamentos e outros acidentes, assim como mortes intencionais, homicídios, suicídios e outras[1].

Acidentes e violências são eventos registrados desde os primórdios da humanidade em livros bíblicos e históricos. Com a revolução industrial, a ampliação do uso de máquinas, o aumento considerável da frota de veículos automotores em circulação e a produção anual de automóveis, a qual cresceu de 11 para 53 milhões entre 1950 e 1995, contribuíram para o expressivo aumento desses acidentes[1,2].

Os acidentes podem interromper as atividades de estudos, de trabalho e familiares pelas incapacidades decorrentes do evento traumático.

Um contingente importante dessa categoria são os acidentes que envolvem motocicleta. As motocicletas são veículos ágeis nas grandes cidades e com custo relativamente mais acessível à população jovem. Vários autores relatam que os jovens adultos do sexo masculino são os mais expostos e acometidos por tais acidentes.

Por outro lado, a formação de grandes aglomerados de pessoas e a alta concentração de indivíduos nas grandes metrópoles propiciam o aumento de competição e de conflitos entre a população. Assim, como se vê diariamente na mídia, a violência urbana ocasiona mortes e inúmeras incapacidades no mundo[1,2].

Atualmente, observa-se a multiplicação da violência e da quantidade de veículos automotores, sobretudo nas grandes metrópoles. Estas, por sua vez, configuram-se como um espaço diferenciado nas estatísticas de diagnósticos e internações hospitalares. O trauma e suas graves consequências vêm se destacando na população de 0 a 39 anos de idade, sendo entendido como um grave problema de saúde pública[1-3].

As internações por causas externas revelam o perfil do paciente, que é predominantemente do sexo masculino e jovem. Tal fato nos remete à preocupação com as consequências de ordem individual, familiar, social e econômica que compõem o quadro dessas pessoas após o evento traumático.

O TRAUMA E SUAS IMPLICAÇÕES NA REABILITAÇÃO

Atualmente observa-se, nos centros de reabilitação e mesmo nos ambulatórios de ortopedia e traumatologia, que a maioria da demanda por reabilitação física e motora, principalmente adulta, é vítima de trauma.

Tenha o indivíduo sofrido um acidente doméstico ou de trânsito, as consequências para ele e sua família são determinantes para a inclusão social e reestruturação familiar.

Um relatório da Uniform Data System for Medical Rehabilitation descreveu que o grupo de pacientes incapacitados é predominantemente formado por pacientes ortopédicos (28%), seguidos pelos pacientes com alterações neurológicas, que incluem acidente vascular encefálico (33%), disfunção cerebral (8%), lesão medular (5%) e outras condições neurológicas[4].

Considerando os avanços na assistência, a agilidade e a eficácia do atendimento pré-hospitalar às vítimas de traumas, a taxa de mortalidade diminuiu, porém, os agravos consequentes desses acidentes representam uma grande parte dos casos de pacientes com funcionalidade afetada.

Lesões musculares, ósseas e articulares se apresentam com alta frequência e são entendidas como graves em cerca de 80% dos pacientes com traumas fechados. Embora essas lesões raramente causem risco à vida dos pacientes, a prevenção é fundamental para evitar ou minimizar riscos à funcionalidade do segmento afetado[5,6].

O modelo da Classificação Internacional de Funcionalidade, Incapacidade e Saúde (CIF), apresentado pela Organização Mundial da Saúde (OMS) em 2001, traduzido para o português do Brasil em 2003, destaca o novo paradigma em saúde e em linguagem universal, o da funcionalidade[7].

A CIF originou-se da Classificação Internacional de Deficiências, Incapacidades e Desvantagens (CIDID) de 1976, que foi traduzida para o português de Portugal em 1989[7-9].

A funcionalidade engloba as funções, estruturas corporais e atividade e participação social. Sendo assim, a incapacidade é resultante da interação entre a disfunção apresentada pelo indivíduo, a limitação de suas atividades e a restrição na participação social, assim como os fatores ambientais facilitadores ou dificultadores (barreiras físicas ou ambientais) para o desempenho das atividades e de participação[7-9].

O novo enfoque apresentado pela CIF contempla as atividades que um indivíduo com alterações na função e/ou na estrutura corporal pode desempenhar. Compreende o indivíduo no contexto da família e seu estilo de vida, em uma perspectiva menos social e mais biológica[7-10].

Segundo o estudo de Itami[1], as vítimas de traumas ortopédicos e, em especial, de fraturas ósseas são representantes importantes de indivíduos que apresentam, de forma temporária ou permanente, incapacidades, deficiências, sequelas e diminuição da capacidade funcional. O reconhecimento do aumento de vítimas que sobrevivem aos acidentes, bem como da magnitude das sequelas desses eventos, põe em evidência a necessidade de programas de reabilitação voltados a essa clientela.

O trauma ortopédico ocasiona lesões musculoesqueléticas e articulares que merecem uma avaliação precisa e um tratamento adequado no sentido de manter a vida do indivíduo e dos segmentos afetados no melhor estado possível. Trata-se da prevenção de incapacidades.

Segundo o Colégio Americano de Cirurgiões, mesmo diante de um trauma musculoesquelético, a prioridade para a manutenção da vida deve ser seguida. No entanto, as lesões ortopédicas merecem atendimento imediato e especializado, principalmente quanto ao controle de sangramentos, amputações, instabilidade de fraturas e luxações, perda de partes moles e síndrome compartimental[5,6].

Conhecer a gravidade das lesões das vítimas de trauma, conforme os vários tipos de acidentes e/ou violência, é de fundamental importância na proposição de medidas preventivas de trauma, de suporte básico e avançado de vida e, principalmente, de reabilitação precoce[11,12].

Na população adulta jovem e adulta madura, destacam-se as lesões por causas externas entre as mais frequentes. Nesse conjunto, encontram-se as fraturas, as luxações, as contusões, as amputações traumáticas, os ferimentos lacerantes, o trauma raquimedular (TRM) e o trauma craniencefálico (TCE) [11,12].

Em populações idosas, considerando o limite cronológico de 60 anos de idade, o tipo de acidente que provoca vítimas fatais é o atropelamento. Outro fator relevante para essa população, podendo levar a incapacidade e morte, é a queda. Essa população torna-se mais vulnerável pelas condições naturais do processo de envelhecimento, por exemplo, mobilidade e locomoção mais restritas, dificuldades auditivas e visuais, alterações da atenção etc.[12-14].

Além das deficiências e incapacidades decorrentes do trauma ortopédico, é importante se lembrar das múltiplas afecções crônicas que comprometem temporária ou definitivamente a independência funcional e a autonomia do indivíduo.

Além disso, há que se ressaltar a violência urbana como uma importante causa de traumas com severas consequências decorrentes de ferimento por arma de fogo (FAF), quedas de altura, acidentes de trânsito, acidentes domésticos e outros oriundos da prática desportiva.

ASPECTOS HISTÓRICOS E CLÍNICOS DO CUIDAR EM ENFERMAGEM NA REABILITAÇÃO PÓS-TRAUMA

O processo de cuidar em reabilitação é norteado por conceitos e princípios para as ações do enfermeiro reabilitador.

A reabilitação é multidimensional, e suas ações implicam ir além da recuperação de funções perdidas ou alteradas. Consiste em não fragmentar o indivíduo ou transformá-lo em órgãos e funções perdidos ou alterados. Também não significa curar, mas é um processo dinâmico e multiprofissional, no qual se desenvolvem e se aplicam conhecimentos, habilidades e atitudes voltadas para a dependência mínima dos pacientes e inclusão social, familiar e comunitária[15].

Podem ser considerados princípios norteadores do processo de cuidar em reabilitação:
- interdisciplinariedade;
- multiprofissionalidade;
- assistência integral e holística;
- ética;
- promoção da autonomia do paciente e da família;
- cidadania.

Dentre esses princípios, as metas do processo de cuidar em reabilitação são:
- reintegrar o indivíduo à vida diária;
- ajudar o indivíduo a conviver socialmente;
- ajudar o indivíduo a conviver em família;
- ajudar o cuidador a desenvolver seu papel efetivo no cuidado.

O interesse mundial pela reabilitação ocorreu principalmente em razão de quatro acontecimentos históricos. São eles: a Primeira e a Segunda Guerra Mundial, o processo acelerado de urbanização e a industrialização. Esses eventos, direta e indiretamente, favoreceram a propagação de epidemias e o aumento de acidentes de trabalho.

As guerras mundiais fizeram com que o mundo se deparasse com um elevado contingente populacional de acidentados e incapacitados, adultos jovens. Diante desse problema, surge a necessidade premente de recuperar essas pessoas física, emocional e socialmente, incluindo a relação com sua família. É o primeiro indício de um longo processo de inclusão social: reabilitar para incluir[15].

O papel educativo e reabilitador do enfermeiro é levado em conta desde o início da Enfermagem Moderna, quando Florence Nightingale, na Guerra da Crimeia, em 1859, provou a eficiência das enfermeiras treinadas na recuperação dos soldados para a manutenção e continuidade da vida e o retorno ao lar e à família[15,16].

Os registros da literatura mostram que as primeiras atuações da enfermagem, propriamente em reabilitação, datam de 1944, quando Ludwig Gutmann, na Grã-Bretanha, criou o centro de traumatizados medulares, bem como a reabilitação desses pacientes no seu contexto clínico e social[15,16].

Sem dúvida, tais acontecimentos e estudos históricos sobre a enfermagem na reabilitação determinaram muito da nossa atuação atual.

Historicamente, é possível observar a atuação do profissional de enfermagem na reabilitação, na prevenção de complicações e agravamento daquelas já instaladas e, por meio da educação em saúde, na recuperação da melhor independência e autonomia possível, bem como na promoção da saúde.

A avaliação da capacidade funcional, observando o desempenho do indivíduo para as atividades da vida diária (Quadro 1), é de fundamental importância na assistência de enfermagem no pós-trauma ou pós-acidente, o que subsidia a reintegração do indivíduo de maneira holística.

A avaliação funcional é entendida como a designação dada para uma função específica e a capacidade de se autocuidar e de atender às necessidades básicas diárias, que é imprescindível na reabilitação.

Quadro 1 Atividades básicas da vida diária

Alimentar-se – escolher o alimento; prepará-lo; servir-se; levar o alimento à boca; mastigar e engolir; sentar-se à mesa.

Usar o banheiro – higiene corporal: lavar e secar a cabeça, os membros superiores, o tronco, os membros inferiores e pés; barbear-se; escovar os dentes; maquiar-se; pentear os cabelos.

Fazer transferências – ir da cama à cadeira de rodas; ir até o vaso sanitário e vice-versa.

Vestir-se – escolher e separar a roupa; vestir e despir os membros superiores, os membros inferiores e o tronco; vestir meias e calçados.

Ter continência – controle intencional do ato de urinar e de defecar e uso de equipamentos ou agentes necessários para o controle da urina e das fezes.

Outras atividades como cuidar da casa, fazer compras, usar o telefone, usar o transporte e controlar o dinheiro e os medicamentos são denominadas atividades instrumentais da vida diária (AIVDs)[15,17,18].

Na reabilitação pós-trauma, o enfermeiro avalia e intervém, acompanha os resultados e reavalia desde a fase mais aguda do trauma, no que diz respeito a diversos fatores e demandas, como mostra a seguir (Quadro 2):

- o uso de medidas específicas para a promoção da melhor independência por meio da avaliação funcional periódica;
- o uso de medicamentos;
- o uso de equipamentos e adaptações necessárias à comunicação, locomoção e mobilidade, alimentação, eliminações, vestuário e higiene pessoal;
- os cuidados preventivos com a manutenção da integridade da pele;
- a promoção e o resgate, de maneira compartilhada, da capacidade para o autocuidado compatível com as condições clínicas, sociais e culturais do indivíduo e da família;

- o estabelecimento de planos de cuidados adequados a demandas apresentadas pelo indivíduo e família.

Quadro 2 Objetivos da reabilitação pós-trauma

Objetivo estabelecido/ Plano de cuidados	Como realizar	Finalidade
Independência	Avaliação funcional periódica.	Melhor independência funcional.
Medicação	Posologia adequada, de modo que não atrapalhe as atividades do indivíduo.	Facilitar a dinâmica da reabilitação.
Integridade da pele	Cuidados preventivos, como mudança de decúbito, alívio em cadeiras, massagem de conforto etc.	Manter a integridade cutânea, para não ocasionar mais um fator dificultante da reabilitação e convívio social.
Autocuidado	Orientações quanto às atividades da vida diária.	Proporcionar e estimular independência funcional.
Uso de equipamentos e adaptações	Utilizar equipamentos necessários à comunicação, locomoção e mobilidade, alimentação, eliminações, vestuário e higiene pessoal.	Proporcionar maior funcionalidade e condições para o autocuidado.
Treinamento do cuidador	Acompanhamento diário das atividades desenvolvidas, sanando dúvidas existentes.	Orientar os cuidadores acerca do cuidado prestado, a fim de tornar o paciente o mais independente possível.

CONSIDERAÇÕES FINAIS

A reabilitação é, atualmente, a ciência da inclusão social, uma estratégia especializada, dinâmica e transdisciplinar de assistência e de cuidados ao binômio paciente-família.

Dessa forma, não pode ser entendida como uma complementação ao tratamento do deficiente físico. Trata-se de um processo de cuidar precoce, abrangente e holístico e um modelo assistencial, essencialmente educativo.

O cenário da saúde exige programas interdisciplinares de ensino com a finalidade de desenvolver um novo tipo de pensamento tanto quanto a formação do profissional de saúde comprometido com a reconstrução social, mudança de paradigmas e transculturalidade.

Os termos multiplicidade e diversidade têm retratado a reabilitação, ciência da inclusão social, como estratégia especializada, dinâmica e transdisciplinar de assistência e de cuidados ao binômio paciente-família[19].

No processo de reabilitação, o enfermeiro está diretamente ligado à equipe multiprofissional, exercendo papéis múltiplos, como educador e reabilitador, a fim de proporcionar condições para que o indivíduo e seu cuidador atinjam os objetivos propostos.

O processo de reabilitação requer competências técnica, atitudinal e ética dos profissionais envolvidos, legitimando o saber por meio do ensino e da pesquisa para buscar o constante aprimoramento da especialidade.

O sucesso da reabilitação depende da equipe multidisciplinar e do envolvimento da família e da sociedade no processo. Como consequência disso estão o desenvolvimento de habilidades, a melhora funcional, a satisfação na trajetória cotidiana e a reintegração familiar e social, tornando a convivência factível, pelo exercício da cidadania e maior autonomia[15,19].

Considerando a magnitude das incapacidades oriundas de traumas no contexto da violência urbana ou do nascimento, acreditamos que é por meio do ensino continuado e das pesquisas que devemos buscar a multidimensionalidade da reabilitação como uma especialidade atual.

Referências bibliográficas

1 Itami LT. Causas externas e seu impacto sobre a independência funcional em adultos com fraturas. Dissertação de Mestrado. São Paulo: Escola de Enfermagem da Universidade de São Paulo; 2008.

2 Sousa RMC. Perfil de morbimortalidade relacionado a acidentes e violências no Brasil. In: Sousa RMC, Calil AM, Paranhos WY, Malvestio MA. Atuação no trauma – uma abordagem para a enfermagem. São Paulo: Atheneu; 2009. pp. 17-28.

3 Braga Junior MBB, Chagas Neto FA, Porto MA, Barroso TA, Lima ACM. Epidemiologia e grau de satisfação do paciente vítima de trauma músculo esquelético atendido em hospital de emergência da rede pública brasileira. Acta Ortop Bras 2005;13(3):137-4.

4 Pollack N, Rheault W, Stoecker JL. Reability and vality of the FIM for persons aged 80 years and above from a multilevel continuing care retirement community. Arch Phys Med Rehabil 1996;77:1056-61.

5 Colégio Americano de Cirurgiões. Manual de suporte avançado à vida no trauma ATLS: programa para médicos. Rio de Janeiro; 1996.

6 American College of Surgeons. Trauma musculoesquelético. In: Advanced Trauma Life Support. 6. ed. Chicago: American College of Surgeons; 1997. pp. 243-62.

7 Buchalla CM. CIF: Classificação Internacional de Funcionalidade, Incapacidade e Saúde. Centro colaborador da Organização Mundial da Saúde para a família de classificações internacionais. São Paulo: Editora da Universidade de São Paulo; 2003.

8 Dodds TA, Martin DP, Stolov WC, Devo RA. A validation of the Functional Independence Measure and its performance among rehabilitation in patients. Arch Phys Med Rehabil 1993;74:531-6.

9 Farias GM. Deficiências, incapacidades e desvantagens decorrentes de causas externas – análise de pacientes internados no IOTHCFMUSP, 1991. Tese de Doutorado. Ribeirão Preto: Escola de Enfermagem da Universidade de São Paulo.

10 Bastos YGL, Andrade SM, Soares DA. Características dos acidentes de trânsito e das vítimas atendidas em serviço pré-hospitalar em cidade do sul do Brasil, 1997/2000. Cad Saúde Pública 2005;21(3):815-22.

11 Gonçalves VCS. Trauma de extremidades. In: Sousa RMC, Calil AM, Paranhos WY, Malvestio MA. Atuação no trauma – uma abordagem para a Enfermagem. São Paulo: Atheneu; 2009. pp. 347-59.

12 Faro ACMe. Aspectos de Reabilitação. In: Sousa RMC, Calil AM, Paranhos WY, Malvestio MA. Atuação no trauma – uma abordagem para a Enfermagem. São Paulo: Atheneu; 2009. pp. 509-17.

13 Faro ACMe. Aspectos de reabilitação em situações de emergência que envolvem o adulto e o idoso. In: Calil AM, Paranhos WY. O enfermeiro e as situações de emergência. São Paulo: Atheneu; 2007. pp. 749-57.

14 Monteiro CR, Faro ACMe. O cuidador do idoso e sua compreensão sobre a prevenção e o tratamento cirúrgico das fraturas de fêmur. Estud Interdicip Envelhc. Porto Alegre 2006;10:105-21.

15 Faro ACMe, Souza LAde. Enfermagem na reabilitação de pessoas com lesão medular: bases para o gerenciamento. In: Malagutti W, Caetano KC. Gestão do Serviço de Enfermagem no mundo globalizado. Rio de Janeiro: Rubio; 2009. pp. 221-32.

16 Hesbenn W. A reabilitação: criar novos caminhos. 1. ed. Loures: Lusociência; 2003.

17 Nogueira PC, Caliri MHL, Santos CB. Fatores de risco e medidas preventivas para úlcera de pressão no lesado medular: experiência da equipe de enfermagem do HCFMRPUSP. Medicina (Ribeirão Preto) 2002;35(1):14-23.

18 Riberto M, Miyazaki MH, Jorge Filho D, Sakamoto H, Battistella LR. Reprodutibilidade da versão brasileira da medida da independência funcional. Acta Fisiátrica 2001;8(1):45-52.

19 Faro ACM. Enfermagem em reabilitação: ampliando os horizontes, legitimando o saber. Rev Esc Enferm USP 2006;40(1):128-33.

Índice remissivo

A

Acidentes 5, 265, 267-270
   de transporte 6
   atropelamento 6
Acidente vascular encefálico 266
Acolhimento 81, 99
Adolescência 10
Adultos 13
Afogamento 7
Agressões 13, 265
Alta hospitalar 214
Amputações 268
   traumáticas 57
Antibioticoterapia 83, 87
Aparelho gessado 48, 87
   pós-instalação 48
   pré-instalação 48
Aparelhos de Frejka e Pavlik 71
Área doadora 102, 112, 125, 194, 200
Articulação
   condilar 195
   sinovial 194
Artroplastia 193, 198
   complicações 210
   de joelho 193
   de quadril 207
   infecção 210
   luxação da prótese 211
   pós-operatório 213
   pré-operatório 212
Asa escapular 75
Assistência 267, 270-274
Atividade física 214
Atropelamento 6
Autonomia 269-271, 274
Avaliação 120, 121

C

Capacidade funcional 268, 271
Causas externas 2, 264-266, 268
Classificação das fraturas 39
   Sistema de Young 39

Classificação de Gustilo & Anderson 31
Classificação de Tile 40
Classificação Internacional de Doenças 265
Classificação Internacional de Funcionalidade, Incapacidade e Saúde 267
Complicações das fraturas 52
  consolidação viciosa 52
  osteomelite 52
  pseudartrose 52
  síndrome compartimental 54
Crianças 4
Curativo 102

D

Deficiência 268, 269
Diagnóstico por imagem 164
Diagnóstico de enfermagem 60, 118
Disfunção cerebral 266
Displasia do quadril 68
Doenças reumáticas 193
Dor 118
  aguda 119

E

Educação em saúde 271
Embolia gordurosa 55
Emergência 124
Enxerto de pele 103
Equipe multiprofissional 211, 274
Erb-Duchenne 73
Estabilização
  cirúrgica 44
  rígida 50
Estatuto da Criança e do Adolescente 9

Exame primário 29
Exame de imagem 153
Exame secundário 30

F

Fase da reparação 36
Fase de remodelamento 36
Fase inflamatória 36
Fixação
  interna 51
  intramedular 44
Fixadores externos 52, 82, 97, 98, 103, 110, 217
  complicações 220
  cuidados de enfermagem 218, 222
  vantagens 220
Fratura 80, 103, 108, 217-220, 223, 224, 268
  acetabular 37
  da diáfise do fêmur 41
  de clavícula 72
  de Salter 28
  de tíbia 42
  do anel pélvico 37
  exposta 28
  fechada 28
  mais comuns 79
  patológica 27
  pélvica 36
  por estresse 27
  tratamento 80
  típica 27
Funcionalidade 267

G

Gesso 67, 143

I

Idosos 18
Ilizarov 219
Imobilização 144
  das fraturas 29
Incapacidade 265-269, 274
Independência funcional 264, 269, 273
Intervenções de enfermagem 222

L

Lesão 265, 267, 268
  articular 267, 268
  medular 266
  muscular 267
  musculoesquelética 25
  óssea 267
  vascular 34
Locomoção 269, 272, 273
Luxação 33, 211, 268

M

Mangled Extremity Severity Score (MESS) 58
Manobra de Barlow 70
Manobra de Ortolani 69
Maus-tratos 9
Membros inferiores 16
Membros superiores 16
Mobilidade 269, 272, 273
Morbimortalidade 12
Mortalidade 1

N

Neuropatia traumática do plexo braquial 73

O

Odontologia 250
Ortopedia 8, 58, 85, 143, 178, 179, 226, 228, 250, 266
Osteoartrose 193

P

Paralisia
  de Erb 74
  de Klumpke 74
  obstétrica 73
Pé torto 65
  congênito idiopático 66
Promoção da saúde 271
Prótese
  de joelho 193
  de quadril 207

Q

Quadril teratogênico 68
Qualidade de vida 211
Queda 6, 265, 269

R

Rabdomiólise 55
Raio X 154
Reabilitação 212, 214, 264, 269-274
  física 266
  motora 266
Reconstruções ligamentares do joelho 249
Resposta inflamatória 35
Ressonância magnética 164
Resurfacing 208

Retalhos microcirúrgicos 82

S

Sinal de Galeazzi 69
Sistema musculoesquelético 10
Suspensório 71

T

Talipes calcaneus 66
Talipes equinovarus 66
Talipes equinus 66
Talipes valgus 66
Talipes varus 66
Tecido ósseo 245
    aloenxerto ou enxerto homólogo 247
    artroplastia total de quadril 248
    enxerto autólogo ou autoenxerto 247
    isoenxerto 247
    osteoblastos 245
    osteócitos 245
    osteoclastos 245
    osteocondução 247, 254
    osteogênese 246
    osteoindução 246
    osteointegração 254
    xenoenxerto ou enxerto heterólogo 247
Tecidos musculoesqueléticos 226
    aloenxertos 227
    bancos de tecido 227
    doadores 236
    enxertos homólogos 227
    processamento dos aloenxertos 227
    tecidos autólogos 227
Tomografia computadorizada 158
Torcicolo
    congênito 64
    muscular típico 64
Tração 49
    cutânea 100, 178
    esquelética 100
    manual 101
Tratamento 43
    conservador 177
    fratura fechada 43
    ortopédico 176
Trauma 265-269, 272, 274
    cranioencefálico 268
    fechado 267
    multissistêmico 26
    raquimedular 268

V

Violência 9, 13, 265, 266, 268, 269, 274
    doméstica 9